高职高专药学类专业实训教材

天然药物化学实训

主　编　柳立新　王甫成

副主编　刘修树

编　者（以姓氏笔画为序）

王甫成（亳州职业技术学院）

朱　丹（安徽中医药高等专科学校）

刘修树（合肥职业技术学院）

刘超祥（亳州职业技术学院）

吴　飞（亳州职业技术学院）

邵银盈（皖西卫生职业学院）

季婷婷（安徽医学高等专科学校）

柳立新（安徽医学高等专科学校）

东南大学出版社

SOUTHEAST UNIVERSITY PRESS

·南京·

图书在版编目(CIP)数据

天然药物化学实训 / 柳立新,王甫成主编 .—南京：
东南大学出版社,2014.5

高职高专药学类专业实训教材 / 王润霞主编

ISBN 978 - 7 - 5641 - 4890 - 4

Ⅰ.①天… Ⅱ.①柳…②王… Ⅲ.①生物药 - 药物
化学 - 高等职业教育 - 教材 Ⅳ.① R284

中国版本图书馆 CIP 数据核字（2014）第 075091 号

天然药物化学实训

出版发行	东南大学出版社
出 版 人	江建中
社 址	南京市四牌楼 2 号（邮编 210096）
印 刷	常州市武进第三印刷有限公司
经 销	全国各地新华书店
开 本	787mm×1092mm 1/16
印 张	6.25
字 数	158 千字
版 次	2014 年 5 月第 1 版 2014 年 5 月第 1 次印刷
印 数	1—3000 册
书 号	ISBN 978-7-5641-4890-4
定 价	16.00 元

＊东大版图书若有印装质量问题，请直接向营销部调换。电话:025 - 83791830。

高职高专药学类专业实训教材编审委员会
成 员 名 单

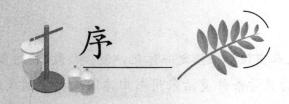

序

《教育部关于"十二五"职业教育教材建设的若干意见》(教职成〔2012〕9号)文中指出:"加强教材建设是提高职业教育人才培养质量的关键环节,职业教育教材是全面实施素质教育,按照德育为先、能力为重、全面发展、系统培养的要求,培养学生职业道德、职业技能、就业创业和继续学习能力的重要载体。加强教材建设是深化职业教育教学改革的有效途径,推进人才培养模式改革的重要条件,推动中高职协调发展的基础工程,对促进现代化职业教育体系建设、切实提高职业教育人才培养质量具有十分重要的作用。"按照教育部的指示精神,在安徽省教育厅的领导下,安徽省示范性高等职业技术院校合作委员会(A联盟)医药卫生类专业协作组组织全省10余所有关院校编写了《高职高专药学类实训系列教材》(共16本)和《高职高专护理类实训系列教材》(13本),旨在改革高职高专药学类专业和护理类专业人才培养模式,加强对学生实践能力和职业技能的培养,使学生毕业后能够很快地适应生产岗位和护理岗位的工作。

这两套实训教材的共同特点是:

1. 吸收了相关行业企业人员参加编写,体现行业发展要求,与职业标准和岗位要求对接,行业特点鲜明。

2. 根据生产企业典型产品的生产流程设计实验项目。每个项目的选取严格参照职业岗位标准,每个项目在实施过程中模拟职场化。护理专业实训分基础护理和专业护理,每项护理操作严格按照护理操作规程进行。

3. 每个项目以某一操作技术为核心,以基础技能和拓展技能为依托,整合教学内容,使内容编排有利于实施以项目导向为引领的实训教学改革,从而强化了学生的职业能力和自主学习能力。

4. 每本书在编写过程中,为了实现理论与实践有效地结合,使之更具有实践性,还邀请深度合作的制药公司、药物研究所、药物试验基地和具有丰富临床护理经验的行业专家参加指导和编写。

5. 这两套实训教材融合实训要求和岗位标准使之一体化,"教、学、做"相结合。在具体安排实训时,可根据各个学校的教学条件灵活采用书中体验式教学模式组织实训教学,使学生在"做中学",在"学中做";也可按照实训操作任务,以案例式教学模式组织教学。

成功组织出版这两套教材是我们通过编写教材促进高职教育改革、提高教学质量的一次尝试,也是安徽省高职教育分类管理和抱团发展的一项改革成果。我们相信通过这次教材的出版将会大大推动高职教育改革,提高实训质量,提高教师的实训水平。由于编写成套的实训教材是我们的首次尝试,一定存在许多不足之处,希望使用这两套实训教材的广大师生和读者给予批评指正,我们会根据读者的意见和行业发展的需要及时组织修订,不断提高教材质量。

在教材编写过程中,安徽省教育厅的领导给予了具体指导和帮助,A联盟成员各学校及其他兄弟院校、东南大学出版社都给予大力支持,在此一并表示诚挚的谢意。

安徽省示范性高等职业技术院校合作委员会

医药卫生协作组

前 言

　　天然药物化学实训是天然药物化学课程的重要组成部分,教育部《关于全面提高高等职业教育教学质量的若干意见》(教高〔2006〕16号)第五条提出"大力推行工学结合,突出实践能力培养,改革人才培养模式",天然药物化学实训对学生实践能力的培养起着关键作用,必须在学好理论知识的同时高度重视实训,通过实训课程的学习使学生能印证并加深理解课堂讲授的理论知识,掌握由天然药物中提取、分离、精制有效成分,并对其进行鉴别的基本方法和技能,提高学生独立动手、观察分析、解决问题的能力,培养学生具有从事天然药物的生产和化学研究的能力。

　　本实训教材在编写过程中采用项目导向、任务驱动的教学模式,组织有丰富教学经验和行业、企业工作经验的教师、专家编写本教材。全书共分八个项目,每个项目之下设计若干个实训任务,供使用院校根据本校实际情况加以选择。

　　参加本实训教材编写和审稿工作的有:安徽医学高等专科学校柳立新、季婷婷老师(实训一、实训五),亳州职业技术学院王甫成、刘超祥、吴飞老师(实训三、实训四、实训八),合肥职业技术学院刘修树老师(实训七),皖西卫生职业学院邵银盈老师(实训二),安徽中医药高等专科学校朱丹老师(实训六)。

　　本实训教材在编写过程中得到了各编者及所在单位的大力支持,同时本教材还参考应用了国内相关书籍资料,在此一并表示诚挚谢意。

　　由于水平有限,时间仓促,不足之处在所难免,恳请同行专家、广大师生批评指正,以便总结经验,修订完善。

编　者

2014 年 2 月

目 录

实训一 生物碱类成分的提取分离与检识 ……………………………… （1）

任务一 黄柏中小檗碱的提取、分离与检识 ………………………………… （1）

任务二 防己中生物碱的提取、分离与检识 ………………………………… （8）

实训二 蒽醌类成分的提取分离与检识 ………………………………… （13）

任务 大黄中游离蒽醌的提取、分离与检识 ……………………………… （13）

实训三 香豆素类成分的提取分离与检识 ……………………………… （21）

任务一 秦皮中七叶内酯和七叶苷的提取、分离与检识 ………………… （21）

任务二 补骨脂中补骨脂素和异补骨脂素的提取、分离与检识 ………… （27）

实训四 黄酮类成分的提取分离与检识 ………………………………… （34）

任务一 槐米中芸香苷的提取、分离与检识 ……………………………… （34）

任务二 银杏叶中黄酮类化学成分的提取、分离与检识 ………………… （41）

实训五 萜类与挥发油类成分的提取分离与检识 ……………………… （47）

任务一 黄花蒿中青蒿素的提取、分离与检识 …………………………… （47）

任务二 薄荷中挥发油类成分的提取、分离与检识 ……………………… （52）

实训六 皂苷类成分的提取分离与检识 ………………………………… （58）

任务一 甘草中甘草皂苷类成分的提取、分离与检识 …………………… （58）

任务二 穿山龙中甾体皂苷类成分的提取、分离与检识 ………………… （63）

实训七 中药中其他类型成分的提取分离与检识 ……………………… （69）

任务一 五倍子中鞣质成分的提取、分离与检识 ………………………… （69）

任务二 金银花中有机酸类成分的提取、分离与检识 …………………… （74）

任务三 黄芪中多糖类成分的提取、分离与检识 ………………………… （79）

实训八 天然药物化学活性成分研究 …………………………………… （85）

任务 天然药物化学成分预试实验 ………………………………………… （85）

参考文献 ……………………………………………………………………… （90）

实训一　生物碱类成分的提取分离与检识

任务一　黄柏中小檗碱的提取、分离与检识

实训目标

1. 掌握小檗碱的提取及精制的原理和方法。
2. 能够熟练运用化学法和色谱法检识小檗碱。

实训内容

一、相关知识

黄柏为芸香科植物黄皮树 *Phellodendron chinense* Schneid. 及黄檗 *Phellodendron amurense* Rupr. 的干燥树皮,前者习称"川黄柏",后者习称"关黄柏",味苦,性寒。具有清热燥湿、泻火除蒸、解毒疗疮的功效,用于湿热泻痢、黄疸、带下、热淋、脚气、骨蒸劳热、盗汗、遗精、疮疡肿毒、湿疹瘙痒;盐黄柏滋阴降火,用于阴虚火旺,盗汗骨蒸。

黄柏主要成分为小檗碱(berberine),含量为 1.4% ~ 4%(川黄柏含量较高),另含黄柏碱(phellodendrine)、药根碱(jatrorrhizine)、巴马汀(palmatine)、木兰花碱(magnoflorine)、蝙蝠葛碱(menispermine)、黄柏内酯(obaculactone)、黄柏酮(obacunone)等,其主要成分的结构和理化性质如下:

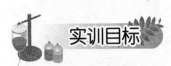

小檗碱

黄柏碱

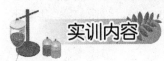

药根碱

巴马汀

小檗碱（berberine）属于季铵型生物碱,为黄色针晶,能缓缓溶于冷水中(1:20),微溶于冷乙醇(1:100),易溶于热水和热乙醇,微溶或不溶于苯、氯仿和丙酮,硝酸盐极难溶于水,盐酸盐微溶于冷水(1:500),但较易溶于沸水,硫酸盐和枸橼酸盐在水中溶解度较大(1:30),盐酸小檗碱为黄色结晶,含2分子结晶水,220 ℃时分解并转变为棕红色小檗红碱,285 ℃时完全熔融。

小檗碱为季铵碱,其游离型在水中溶解度较大,其盐酸盐在水中溶解度较小。利用小檗碱的溶解性及黄柏中含黏液质的特点,首先用石灰乳沉淀黏液质,用乙醇回流提取,再加盐酸使其转化为盐酸小檗碱沉淀析出。

二、任务所需材料

1. 仪器及设备　烧杯、抽滤装置、量筒、纱布、研钵、玻璃棒、500 ml 圆底烧瓶、冷凝管、pH 试纸、紫外灯、色谱缸、试管、试管架、薄层层析板。

2. 药品　川黄柏粗粉,滤纸,pH 试纸,生石灰,1% 硫酸,浓硫酸,浓盐酸,浓硝酸,次氯酸钠,10% 氢氧化钠,丙酮,乙醇,稀硫酸,锌粒,食盐,薄层用硅胶 G,0.2% CMC-Na;展开剂,环己烷 - 乙酸乙酯 - 异丙醇 - 甲醇 - 水 - 三乙胺(3:3.5:1:1.5:0.5:1),甲醇,氨水,盐酸小檗碱对照品。

三、任务实施

（一）小檗碱的提取

称取黄柏粉末30 g,置烧杯中。加9%石灰乳100 ml,润湿粉末(黄柏粉末润湿后捏之成团、触之即散)。用浓盐酸调节 pH 至2,静置过夜。将石灰乳乳化过的黄柏粉末转移入圆底烧瓶中。安装回流装置,加入200 ml 95% 乙醇水浴回流30分钟。抽滤,留滤渣在圆底烧瓶中加入150 ml 95% 乙醇继续回流提取20分钟。	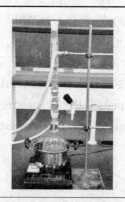
抽滤,合并两次回流滤液。	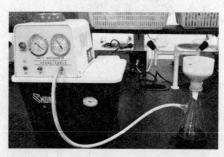

将滤液置于洁净圆底烧瓶中进行蒸馏,回收蒸出的乙醇,浓缩至糖浆状,趁热进行抽滤。

将浓缩液加入 60 ml 事先沸腾的纯化水,搅拌溶解,趁热抽滤排除杂质。

将滤液置于蒸发皿中,浓缩至 1/3 体积,移至三角烧杯中,滴加浓盐酸调节 pH 至 2,静置过夜,析晶。

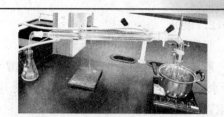

（二）小檗碱的精制

1. 抽滤上次试验浓缩液得盐酸小檗碱粗品,置小三角烧杯中。加入约 30 倍量纯化水,水浴加热溶解,若仍有不溶物,继续滴加纯化水直至溶解完全。

2. 加入活性炭少许（0.1% ～ 0.2%）,煮沸 20 分钟,趁热抽滤,滤液放置析晶。

（三）小檗碱的检识反应

1. 将上次静置的盐酸小檗碱溶液及析晶抽滤,得黄色盐酸小檗碱精制产品和黄色透明母液。

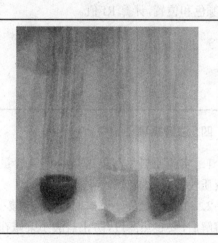

2. 取微量成品,加少量纯化水溶解,配成约 0.01% 盐酸小檗碱溶液。取 3 支试管,各加入约 2 ml 盐酸小檗碱溶液,分别滴加碘化铋钾、碘化汞钾、硅钨酸试剂,观察并记录现象。

（四）小檗碱的薄层色谱鉴定

1. 点样

样品液:自制盐酸小檗碱甲醇液（每 1 ml 含 0.5 mg）。

对照品液:盐酸小檗碱对照品甲醇液（每 1 ml 含 0.5 mg）。

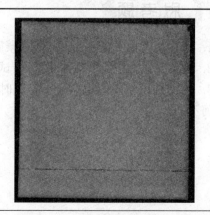

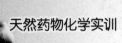
2. 展开 吸附剂：硅胶 G 薄层板。 展开剂：环己烷-乙酸乙酯-异丙醇-甲醇-水-三乙胺 (3∶3.5∶1∶1.5∶0.5∶1)，展开缸用浓氨试液预平衡 20 分钟后展开。	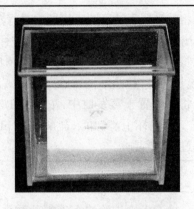
3. 显色　置紫外灯 (365 nm) 下检视，显黄色荧光斑点。 4. 结果　记录样品斑点和对照品斑点的颜色和位置，计算 Rf 值。	

四、注意事项

1. 实验原料尽可能选用小檗碱含量较高的川黄柏，不用小檗碱含量较低的关黄柏，后者黏液质较多，过滤麻烦。

2. 在精制盐酸小檗碱时，因为盐酸小檗碱几乎不溶于冷水，放冷易析出结晶，所以水浴加热溶解后，要趁热滤过，防止盐酸小檗碱在滤过时析出结晶，使滤过困难，产量降低。

思考题

1. 怎样从黄柏中提取分离盐酸小檗碱？原理是什么？为什么加石灰乳？

2. 通过从黄柏中提取盐酸小檗碱，试述药材粉碎度等对提取的影响。

3. 用薄层色谱法检识盐酸小檗碱时，选用氧化铝或硅胶做吸附剂，二者有何区别？展开剂有何不同？

黄柏中小檗碱的提取、精制与检识实训报告

班级 _____ 姓名 _____ 学号 _____ 实训时间 _____ 成绩 _____

1. 实训目的

2. 实训原理

3. 实训步骤

4. 实训记录

记录提取结果

黄柏粗粉重量（g）	提取物重量（g）	提取率（%）

记录定性试验结果

鉴定项目	现　象	结论及理由
	盐酸小檗碱	
碘化铋钾		
碘化汞钾		
硅钨酸		

记录薄层色谱结果

	对照品溶液	试样溶液
	盐酸小檗碱	盐酸小檗碱
原点至斑点中心的距离（cm）		
原点至展开前沿的距离（cm）		
Rf		

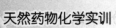

5. 实训小结与讨论

6. 实训思考

7. 教师评语

教师签字 _____　　　　　　年　月　日

黄柏中小檗碱的提取、精制与检识实训考核

项目	操作评分	分值	得分
	1. 选择合适的天平	1	
	2. 放置平稳	1	
	3. 每次称重前先调准"0"	1	
	4. 选择适当容器作衬垫	1	
	5. 砝码放于盘中心	1	
	6. 用镊子或纸包住放砝码	1	
称　重	7. 称取时瓶盖内向上放于台面	1	
	8. 称完后即盖上	1	
	9. 药匙应专一,每次用后洗净	1	
	10. 称样时慢慢添加,称多的试药不能放回原瓶	1	
	11. 称样正确,称重准确,节约用药	1	
	12. 保持天平、台面清洁	1	
	13. 称毕后清洁天平,并回"0"处于休止状态	1	

项目	操作评分		分值	得分
提取 精制	1. 正确润湿黄柏药材粉末		4	
	2. 正确选取合适的实验仪器		5	
	3. 正确进行回流操作		5	
	4. 正确进行抽滤操作		5	
	5. 正确进行蒸馏操作		5	
	6. 正确进行蒸发操作		4	
	7. 正确进行 pH 调节		5	
	8. 正确进行趁热抽滤操作		5	
	9. 正确进行干燥处理		4	
检识	1. 碘化铋钾试验		5	
	2. 碘化汞钾试验		5	
	3. 硅钨酸试验		5	
	4. 色谱检识	点样	5	
		展开	5	
		显色	5	
		Rf 值计算	5	
		观察并记录	10	
总分			100	

任务二 防己中生物碱的提取、分离与检识

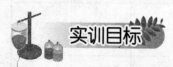

1. 掌握总生物碱的一般提取方法。
2. 掌握总生物碱中脂溶性生物碱和水溶性生物碱的分离、纯化方法。
3. 掌握脂溶性生物碱的色谱分离条件和方法。
4. 掌握生物碱类的鉴定方法。

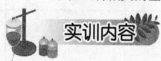

一、相关知识

防己为防己科植物粉防己 *Stephania tetrandra* S.Moore 的干燥根,味苦,性寒,具有利水消肿、祛风止痛的功效,用于水肿脚气、小便不利、湿疹疮毒、风湿痹痛、高血压等。

防己的有效成分是双苄基异喹啉型生物碱,总碱含量为 1% ～ 2%,其中主要是粉防己碱(tetrandrine)、去甲粉防己碱(demethylterandine)及轮环藤酚碱(cyclanoline)。它们的结构和主要理化性质如下:

汉防己甲素:R = CH$_3$　　　汉防己乙素:R = H

$$\text{H}_3\text{C} \underset{\text{OR}}{\overset{\text{OMe}}{\cdots}} \text{N} \cdots \text{OMe} \cdots \text{MeO} \cdots \text{N} - \text{CH}_3$$

1. **粉防己碱(汉防己甲素)**　无色针状结晶,mp217 ～ 218 ℃,$[\alpha]_D^{25}$+297°(C=1.00,氯仿),其盐酸盐 mp263 ℃。苦味酸盐 mp247 ℃,$[\alpha]_D^{18}$+286.7°(氯仿)。不溶于水、石油醚,易溶于乙醇、甲醇、丙酮、氯仿和苯中,亦溶于稀酸水溶液中。

2. **去甲粉防己碱(汉防己乙素)**　所用溶剂不同,结晶熔点不同。吡啶－甲醇中结晶,

mp121 ～ 122 ℃；丙酮中结晶,六面体粒状结晶,mp134 ～ 136 ℃；甲醇中结晶,细棒状体, mp177 ～ 179 ℃；乙醇中结晶,细棒状,mp241 ～ 242 ℃,$[\alpha]_D^{28}+295°$（C=0.75,氯仿）,其苦味酸盐 mp186 ℃, $[\alpha]_D^{18}+172.4°$（氯仿）。溶解度与粉防己碱相似,极性较粉防己碱强,故在苯中的溶解度小于粉防己碱,而在乙醇中的溶解度大于粉防己碱,借此可以互相分离。具隐性酚羟基,不溶于一般浓度的氢氧化钠溶液中。

3. 轮环藤酚碱　无色正八面体成针状结晶,mp211 ～ 212 ℃,$[\alpha]_D^{30}-120°$（C=0.67,甲醇）,其氯化物为无色正八面体针状结晶,mp214 ～ 216 ℃；碘化物为无色丝状结晶,mp185 ℃；其苦味酸盐为黄色结晶,mp160 ～ 162 ℃,$[\alpha]_D^{30}-120°$（甲醇）。季铵型生物碱,易溶于水、甲醇、乙醇,难溶于苯、乙醚等非极性有机溶剂。

轮环藤酚碱

防己中生物碱的提取是根据生物碱的通性,利用乙醇对脂溶性生物碱及其盐、水溶性生物碱都有很好的溶解度,用乙醇回流提取总生物碱。

利用脂溶性生物碱在酸性条件下成盐后,溶于水而不溶于极性小的有机溶剂,而其在碱性条件下生成游离生物碱,溶于极性小的有机溶剂而不溶于水的性质,用溶剂萃取法反复处理,借此使脂溶性生物碱（粉防己碱、去甲粉防己碱）和水溶性生物碱（轮环藤酚碱）分离；利用粉防己碱与去甲粉防己碱结构上差异,用吸附柱色谱法分离。

二、任务所需材料

1. 仪器及设备　烧杯、抽滤装置、量筒、纱布、研钵、玻璃棒、500 ml 圆底烧瓶、具塞锥形瓶、冷凝管、pH 试纸、分液漏斗、紫外灯、色谱缸、试管、试管架、硅胶 G-CMC-Na 薄层板。

2. 药品　汉防己粗粉、95％乙醇、1％盐酸、氯仿、浓氨水、1％氢氧化钠溶液、丙酮、中性氧化铝（100 目）、环己烷、汉防己甲素、汉防己乙素对照品、碘化铋钾试剂、碘 - 碘化钾试剂、硅钨酸试剂、苦味酸试剂。

三、任务实施

（一）总生物碱的提取

称取汉防己粗粉 100 g,置于 500 ml 圆底烧瓶中,加 95％乙醇浸没药材（约需 300 ml）,水浴加热回流 1 小时后,过滤,滤液置于具塞锥形瓶中,药渣再用 95％乙醇 200 ml 同法提取 2次,每次 30 分钟,合并 3 次滤液。将澄清滤液浓缩至无醇味,得到总生物碱。

（二）亲脂性生物碱和亲水性生物碱的分离

向上述糖浆状总提取物中逐渐加入 1％盐酸 100 ml 左右,同时充分搅拌,促使生物碱溶

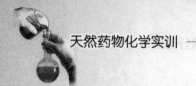

解,不溶物呈树脂状析出下沉。静置,滤出上清液,再用1%盐酸少量多次洗涤不溶物,直至洗液对生物碱沉淀试剂反应微弱为止。

合并盐酸溶液和洗液并置于分液漏斗中,用氯仿洗3次,每次用酸水液的1/3量,合并氯仿洗液,再用1%盐酸洗1～2次,将洗涤氯仿的酸液和前述酸水溶液合并,留取10 ml做沉淀反应,其余的移至分液漏斗中,加75 ml氯仿,滴加浓氨水调至pH 9～10,适度振摇萃取,静置分层后放出氯仿层,碱水层再用新的氯仿萃取4～5次,每次用氯仿40 ml,氨性碱水液留待分离水溶性生物碱。

合并上述氯仿液并置于分液漏斗中,先以1%氢氧化钠溶液洗两次后,再用水洗2～3次,碱水液和水洗液合并,为含酚性生物碱部分。氯仿液水洗至中性,分出氯仿层,置于干燥的具塞三角烧瓶中用无水硫酸钠脱水,回收氯仿至干,抽松,得脂溶性粗总碱(汉防己甲素、汉防己乙素的混合物)。

（三）汉防己甲素和汉防己乙素的分离

取100 mg总碱,溶于少量丙酮溶液,将0.5～1 g色谱用氧化铝(作吸附剂)置于小蒸发皿中,滴加样品丙酮液于吸附剂中分散均匀,加热挥去丙酮,研细样品备用。

取中性氧化铝:100目30 g,装于2.5 cm×25 cm的色谱柱中,将含有样品的吸附剂均匀加于柱顶,以环己烷-丙酮(4:1)洗脱,流速控制在每分钟5 ml。

收集各流分(10～15 ml/份),取样,回收溶剂,用硅胶G-CMC-Na薄层板做色谱检查,合并相同流分,回收溶剂至干,分别用丙酮重结晶,可得汉防己甲素、汉防己乙素精品。

薄层色谱条件:

薄层板:硅胶G-CMC-Na板。

点样:汉防己甲素、汉防己乙素对照品乙醇溶液;汉防己甲素、汉防己乙素自制品乙醇溶液。

展开剂:氯仿-丙酮(1:1)。

展开方式:上行法,在层析缸里放一小杯氨水,展开前饱和15分钟。

显色:改良Drngendorff试剂。

观察记录:记录图谱及斑点颜色。

（四）季铵型生物碱的分离纯化

取上述亲脂性生物碱和亲水性生物碱的分离中所得的氨性碱水液,加20%盐酸调至pH 3～4,滴加雷氏铵盐的饱和水溶液至不再生成沉淀为止。滤取沉淀,用少量水洗涤,抽干,自然干燥,称重。加20倍量的丙酮溶解,自然过滤,滤去不溶物,丙酮液通过氧化铝柱除杂质,并用稀丙酮溶液(丙酮:水=5:1)洗至流出液颜色极浅为止,在此洗脱液中加入0.6%硫酸银溶液至不再生成沉淀(记录硫酸银溶液的体积),放置,自然过滤,弃去沉淀。滤液回收大部分丙酮,放冷(如有沉淀物再过滤),小心加入与硫酸银溶液等当量的10%氯化钡溶液至不再生成白色沉淀为止,放置,自然过滤,滤液转入蒸发皿中,水浴上浓缩至小体积(2～3 ml),趁热转入小三角瓶中,放置析出无色结晶,得轮环藤酚碱盐酸盐。如有必要可用水再重结晶一次。

（五）检识

1. 生物碱沉淀反应 取氯仿层蒸干后的残渣少许,加10%盐酸溶解,分别放置小试管中,每份 1 ml，分别滴加下列各试剂，观察并记录有无沉淀及颜色变化。

（1）碘化铋钾试剂；

（2）碘 - 碘化钾试剂；

（3）硅钨酸试剂；

（4）苦味酸试剂（先将酸水液调至中性，再滴加该试剂）。

2．薄层色谱鉴别

薄层板：硅胶 G-CMC-Na 板。

样品：自提汉防己甲素、汉防己乙素的乙醇溶液。

对照品：汉防己甲素、汉防己乙素的对照品乙醇溶液。

展开剂：氯仿 - 丙酮 - 甲醇（4:5:1）。（氨水蒸气饱和）

显色剂：改良碘化铋钾试剂。

四、注意事项

1．提取总生物碱时，回收乙醇至稀浸膏状即可，过干时，当加入 1% 盐酸后会结成胶状团块，影响提取效果。

2．酸水液用氯仿洗涤，是为了去除非碱性脂溶性杂质。pH 为 2 时，生物碱全部成盐，一般不被氯仿提取。

3．用 1% 氢氧化钠溶液洗氯仿液的目的是分出酚性生物碱。汉防己乙素结构中的酚羟基由于空间效应和氢键的形成，呈隐性酚羟基性质，酸性减弱，不溶于强碱溶液中，在此步骤中仍留在氯仿液中。

4．氧化铝柱纯化可选用 1 cm×20 cm，氧化铝用量约 5 g，采用干法装柱。

1．提取总生物碱的常用方法有哪几种？各有何优缺点？

2．粉防己碱和去甲粉防己碱在结构上有哪些异同点？实验中如何利用它们的共性和个性进行提取分离？

3．解释雷氏铵盐法分离水溶性生物碱的原理。

4．萃取过程中怎样防止和消除乳化？

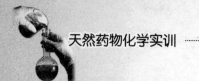

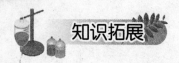

如何评估中药提取收率的合理性

提取收率（出膏率）是指：按照规定的提取工艺，单位质量的中药材所产出的流浸膏或干浸膏的质量。它是中成药制药行业重要的生产管理指标，与产品的质量和成本关系密切。由于中药材的特殊性，实际生产中即使工艺、物料、人员、设备基本一致，出膏率的上下波动也是难免的。现实的做法是，特定处方、工艺的出膏率须控制在合理的范围。出膏率低，通常意味提取不完全，浸膏的单位成本较高。出膏率过高产生的问题比较麻烦：非药效物质过多，影响治疗效果。

随着时代的进步，中药提取工艺评估指标也发生了一系列的演变：在无成分含量测定只有粗略定性鉴别的年代，中药提取工艺评估指标为固含物百分率，生产中出膏率高通常意味着提取完全；以后引进了化学指标，提取工艺评估指标发展为固含物百分率、指标性成分含量；近年来，又在化学指标的基础上增加了药理学指标，提取工艺评估指标成为固含物百分率、指标性成分含量、主要药效学结果；今后中药提取工艺评估指标的发展趋势则可能是：固含物百分率、指标性成分含量、主要药效学结果、提取物体系吸收特征参数，即在化学、药理学评估的基础上，再加上生物药剂学指标。

实训二　蒽醌类成分的提取分离与检识

任务　大黄中游离蒽醌的提取、分离与检识

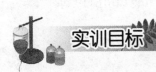

实训目标

1. 掌握大黄中蒽醌类化学成分的提取分离技术。
2. 掌握 pH 梯度提取法的原理和操作技术。
3. 熟悉蒽醌类化合物的鉴定方法。

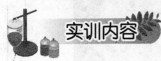

实训内容

一、相关知识

大黄为蓼科多年生草本植物掌叶大黄 *Rheum palmatum* L.、唐古特大黄 *Rheum tanguticum* Maxim. ex Balf.、药用大黄 *Rheum officinale* Baill 的干燥根及根茎,具有清热泻下、活血化瘀等多种作用。

大黄中化学成分复杂,主要以蒽醌衍生物为主。主要有游离蒽醌、蒽醌苷、二蒽酮苷,此外还含鞣质等。游离蒽醌主要有大黄酚、大黄素、大黄素甲醚、芦荟大黄素、大黄酸。

$$\begin{array}{c} OH \quad O \quad OH \\ \\ R_1 \qquad\qquad R_2 \\ \\ O \end{array}$$

A 大黄酚（chrysophanol）	R_1=H	R_2= CH_3
B 大黄素（emodin）	R_1= OH	R_2= CH_3
C 大黄素甲醚（physcion）	R_1=OCH_3	R_2= CH_3
D 芦荟大黄素（aloe-emodin）	R_1=H	R_2=CH_2OH
E 大黄酸（rhein）	R_1=H	R_2=COOH

这些游离羟基蒽醌都为亲脂性成分,难溶于水,易溶于苯、乙醚、氯仿等亲脂性有机溶剂,有升华性,且都有蒽醌的显色反应。

从大黄中提取分离羟基蒽醌类是根据大黄中的羟基蒽醌苷经酸水解成游离蒽醌苷元，苷元可溶于乙醚而被提出的原理。再利用各羟基蒽醌类化合物酸性不同，采用 pH 梯度萃取法分离而得各单体苷元。

二、任务所需材料

1. 仪器及设备 烧杯、量筒、滴管、橡皮管、色谱缸、索氏提取器、250 ml 分液漏斗、布氏漏斗、抽滤瓶、普通滤纸、薄层板、广泛 pH 试纸、紫外灯。

2. 药品 大黄粗粉、甲醇、乙醚、20% 硫酸溶液、5% 碳酸氢钠溶液、5% 碳酸钠溶液、0.5% 氢氧化钠溶液、盐酸、醋酸镁、硅胶 G 薄层板、石油醚：甲酸乙酯：甲酸（15:5:1）等。

三、任务实施

（一）总蒽醌苷元的提取

将大黄药材切片剪碎，用粉碎机粉碎得到大黄粗粉，称取大黄粗粉 30 g，加 20% 硫酸溶液适量，充分搅拌润湿，用滤纸包裹，小心装入索氏提取器中，加乙醚 150 ml，热水浴上回流提取 3～4 小时，得乙醚提取液。

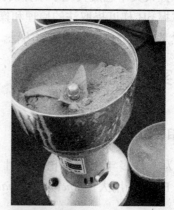

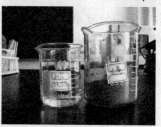

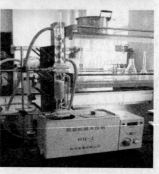

（二）pH 梯度萃取分离

1. 将乙醚提取液加入 250 ml 分液漏斗中，加 5% 碳酸氢钠溶液萃取三次（每次 20～30 ml），至萃取碱水液呈淡红色为止。合并萃取碱液，加盐酸至呈酸性（pH 2～3），静置，抽滤，得大黄酸沉淀。	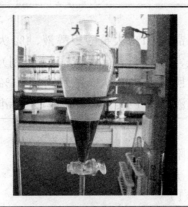
2. 用碳酸氢钠液萃取后的乙醚液加 5% 碳酸钠溶液萃取三次（每次 20～30 ml），（方法同上述碳酸氢钠溶液的处理）。萃取液经酸化后析出棕黄色的大黄素沉淀。	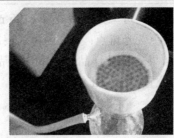
3. 用碳酸钠液萃取后的乙醚液加 0.5% 氢氧化钠溶液萃取三次（每次 20～30 ml），（方法同上述碳酸氢钠溶液的处理）。萃取液经酸化后析出黄色的芦荟大黄素沉淀。剩下的乙醚层为大黄酚和大黄素甲醚的混合液。	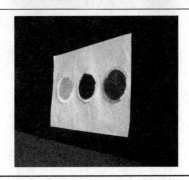

（三）化学检识

1. 碱液试验　分别取上述获得的各沉淀物少许置于小试管中，加乙醇 1 ml 使溶解，滴加 1% 氢氧化钠溶液 2 滴，观察颜色变化。	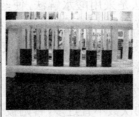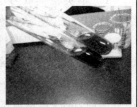
2. 醋酸镁试验　分别取上述获得的各沉淀物少许置于小试管中，加乙醇 1 ml 使溶解，滴加 0.5% 醋酸镁甲醇溶液 2 滴，观察颜色变化。	

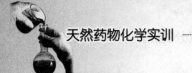
（四）薄层色谱鉴定

1. 点样 　样品液：1%大黄酸甲醇液、1%大黄素甲醇液、1%芦荟大黄素甲醇液（自制）。 　对照品液：1%大黄酸甲醇液、1%大黄素甲醇液、1%芦荟大黄素甲醇液（标准品）。	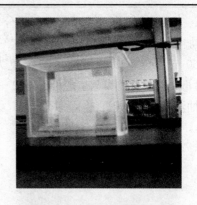
2. 展开 　吸附剂：硅胶 G 薄层板 　展开剂：石油醚：甲酸乙酯：甲酸 （15∶5∶1）	
3. 显色　可见光或紫外灯（365 nm）下检视，显黄色荧光斑点；氨熏后再观察。 　4. 结果　记录样品斑点和对照品斑点的颜色和位置，计算 Rf 值。	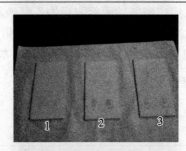 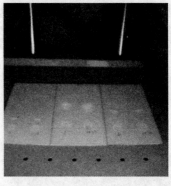

四、注意事项

　1. 本实验提取方法是采用酸水解法，使药材中蒽醌苷水解得到游离蒽醌化合物，再用连续回流的方法，使游离蒽醌被乙醚提取出来，这样提取的游离蒽醌类成分较为完全，收率高。

　2. 所得乙醚提取液中如有酸水，可用分液漏斗分出弃去，并用纯化水洗涤除去酸水，以免影响下一步的 pH 梯度萃取。

　3. pH 梯度萃取法分离羟基蒽醌，是利用羟基蒽醌的酸性不同，可溶于不同 pH 的碱液中，在分离时，应注意萃取的次数不宜过多，否则被分离的成分间会混杂。

　4. 氨熏显色后应立即观察颜色。

思考题

1．简述大黄中5种游离羟基蒽醌化合物的酸性与结构的关系。

2．大黄中5种游离羟基蒽醌化合物的极性与结构的关系如何？薄层鉴别时常用何类吸附剂？Rf值顺序如何？

3．pH梯度法的原理是什么？适用于哪些中药成分的分离？

 大黄中游离蒽醌的提取、分离与检识实训报告

班级 ＿＿＿＿＿＿　姓名 ＿＿＿＿＿＿　学号 ＿＿＿＿＿＿　实训时间 ＿＿＿＿＿＿　成绩 ＿＿＿＿＿

1．实训目的

2．实训原理

3．实训步骤

4．实训记录

记录提取结果

大黄粗粉重量（g）	提取物重量（g）	提取率（%）

记录定性试验结果

鉴定项目	现象		
	大黄酸	大黄素	芦荟大黄素
碱液试验			
醋酸镁试验			

记录薄层色谱结果

	对照品溶液	试样溶液
	大黄酸	大黄酸
原点至斑点中心的距离（cm）		
原点至展开前沿的距离（cm）		
Rf		

	对照品溶液	试样溶液
	大黄素	大黄素
原点至斑点中心的距离（cm）		
原点至展开前沿的距离（cm）		
Rf		

	对照品溶液	试样溶液
	芦荟大黄素	芦荟大黄素
原点至斑点中心的距离（cm）		
原点至展开前沿的距离（cm）		
Rf		

5. 实训小结与讨论

6. 实训思考

7. 教师评语

教师签字 _____　　　年　月　日

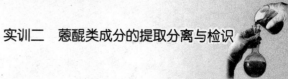

大黄中游离蒽醌的提取、分离与检识实训考核

项　目	操作评分		分　值	得　分
称　重	1. 选择合适的天平		1	
	2. 放置平稳		1	
	3. 每次称重前先调准"0"		1	
	4. 选择适当容器作衬垫		1	
	5. 砝码放于盘中心		1	
	6. 用镊子或纸包住放砝码		1	
	7. 称取时瓶盖内向上放于台面		1	
	8. 称完后即盖上		1	
	9. 药匙应专一,每次用后洗净		1	
	10. 称样时慢慢添加,称多的试药不能放回原瓶		2	
	11. 称样正确,称重准确,节约用药		2	
	12. 保持天平、台面清洁		1	
	13. 称毕后清洁天平,并回"0"处于休止状态		1	
提取精制	1. 正确润湿大黄药材粉末		5	
	2. 正确选取合适的实验仪器		5	
	3. 正确进行连续回流操作		10	
	4. 正确进行萃取操作		10	
	5. 正确进行 pH 调节		5	
	6. 正确进行抽滤操作		5	
	7. 正确进行干燥处理		5	
检　识	1. 碱液试验		5	
	2. 醋酸镁试验		5	
	3. 色谱检识	点样	5	
		展开	5	
		显色	5	
		Rf 值计算	5	
		观察并记录	10	
总　分			100	

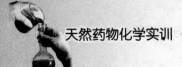
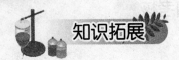

超临界流体萃取法

超临界流体萃取法是指以超临界流体作为萃取介质的一种提取方法。超临界流体,又称为稠密气体或高压气体,是指处于临界温度 (T_c)、临界压力 (P_c) 以上,介于气体与液体之间的流体,其特点是具有液体和气体的双重特性,密度与液体近似,黏度与气体近似,扩散系数是液体的 100 倍,但不及气体,溶解能力强等。

超临界流体用于中药化学成分的提取,与传统方法比较,萃取过程几乎不用有机溶剂,萃取物中无溶剂残留,对环境无污染;提取效率高,节约能耗;还可以通过控制提取条件如改变萃取的温度、压力或引入某些夹带剂等,实现对多种化学成分的选择性提取。

目前可用作超临界流体的有二氧化碳、乙烷、乙烯、丙烷、丙烯、甲醇、乙醇、水等多种物质。而中药提取常用的超临界流体主要为二氧化碳 (CO_2) 超临界流体。其特点:① 临界温度 $(T_c=31.4)$ 接近室温,对热敏成分稳定;② 临界压力 $(P_c= 7.37 \text{ MPa})$ 不太高,易操作;③ 本身呈惰性,与化合物不反应;④ 价格便宜等。

实训三　香豆素类成分的提取分离与检识

任务一　秦皮中七叶内酯和七叶苷的提取、分离与检识

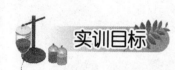

实训目标

1. 掌握七叶内酯和七叶苷的提取及精制的原理和方法。
2. 能够熟练运用化学法和色谱法检识七叶内酯和七叶苷。

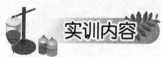

实训内容

一、相关知识

秦皮为木犀科植物苦枥白蜡树 *Fraxinus rhynchophylla* Hance、白蜡树 *Fraxinus chinensis* Roxb.、尖叶白蜡树 *Fraxinus szaboana* Lingelsh. 或宿柱白蜡树 *Fraxinus stylosa* Lingelsh. 的干燥枝皮或干皮,生长于山坡、疏林、沟旁。分布于辽宁、吉林、河北、河南、内蒙古、陕西、山西、四川等地,性味苦,寒,属清热燥湿中药,具清热燥湿、清肝明目、平喘止咳功能,用于热毒泻痢、目赤肿痛、目生翳障。

秦皮主要成分为七叶内酯、七叶苷、秦皮素、秦皮苷等,其中七叶内酯和七叶苷是抗炎、镇咳、镇痛的有效成分。其主要成分的结构和理化性质如下:

	R			R
七叶内酯	H		秦皮素	H
七叶苷	glc		秦皮苷	glc

七叶内酯为淡黄色针状结晶,mp268～270 ℃,易溶于甲醇、乙醇、丙酮、醋酸乙酯、稀碱水,难溶于水和氯仿;七叶苷为无色或浅黄色针状结晶,mp204～206 ℃,易溶于甲醇、乙醇、

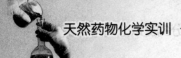

稀碱水,可溶于沸水。两者均显明显的蓝色荧光。纸色谱结果得出:两者在醋酸乙酯中 Rf 值悬殊,两者在氯仿中均不溶。

二、任务所需材料

1. 仪器及设备　烧杯、抽滤装置、量筒、普通漏斗、分液漏斗、粉碎机、玻璃棒、500 ml 圆底烧瓶、冷凝管、酒精灯、铁架台、蒸发皿、水浴锅、电子天平、紫外灯、色谱缸、试管、试管架、薄层层析板。

2. 药品　秦皮药材、甲酸、氯仿、乙醇、乙酸乙酯、无水硫酸钠、甲醇、薄层用硅胶 GF254、盐酸羟胺甲醇溶液、1% 氢氧化钠溶液、盐酸、三氯化铁 – 铁氰化钾试液 (1:1)、秦皮苷标准品。

三、任务实施

（一）七叶内酯和七叶苷的提取分离工艺流程图

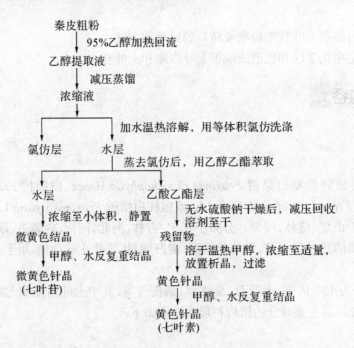

（二）七叶内酯和七叶苷的提取分离实训步骤

1. 操作准备

（1）个人着装,实验台面整洁等。

（2）准备回流装置,检验仪器等是否干燥、洁净。

（3）粉碎药材成粗粉,置于电子天平称取 150 g。

（4）用 250 ml 量筒量取 95% 乙醇 200 ml。

2. 回流提取

（1）正确安装回流装置:铁架台、固定架的安装,冷凝水的调节。

（2）加热回流1小时（沸腾时计时）。

（3）回流结束正确操作（先关电源，后关水）。

3．过滤－浓缩

（1）将滤纸4折后，置于漏斗中，滤纸边缘应低于漏斗边缘。

（2）将圆底烧瓶中的溶液倒入漏斗中，过滤至小烧杯或小锥形瓶中。

（3）接好减压蒸馏装置，进行浓缩。

4．氯仿萃取

（1）将浓缩物加入蒸馏水40 ml，搅拌并稍微加热，置于250 ml分液漏斗中。

（2）加入氯仿40 ml，进行萃取，除去树脂等脂溶性杂质。

5．重结晶

（1）在挥去氯仿的水层中加入等体积的乙酸乙酯进行萃取三次，分别收集乙酸乙酯萃取液和水液。

（2）在乙酸乙酯萃取液中加入适量无水硫酸钠，过滤，收集滤液，置水浴锅上蒸干，得残留物，再加入甲醇进行重结晶，得黄色针状晶体七叶内酯。

（3）在水液中加入甲醇重结晶，得微黄色针晶七叶苷。

（三）七叶内酯和七叶苷的检识反应

1．荧光检识

（1）取七叶内酯和七叶苷的甲醇溶液分别滴于滤纸上，在紫外灯下观察荧光的颜色。

（2）在原斑点上滴加一滴氢氧化钠溶液观察荧光的变化。

2．异羟肟酸铁检识

（1）取七叶内酯和七叶苷分别置于试管中，加入盐酸羟胺甲醇溶液2～3滴，再加入1%的氢氧化钠溶液2～3滴，在水浴中加热数分钟，至反应完全，冷却。

（2）再用盐酸调pH 3～4，加入1%三氯化铁试剂1～2滴，溶液变红－紫红色。

（四）七叶内酯和七叶苷的薄层色谱鉴定

1．点样

样品液：自制秦皮提取物1%甲醇溶液。

对照品液：2%秦皮甲素标准品甲醇液；2%秦皮乙素标准品甲醇液。

2．展开

吸附剂：硅胶GF_{254}薄层板。

展开剂：三氯甲烷－甲醇－甲酸(6:1:0.5)，展开缸用展开剂预平衡20分钟后展开。

3．显色

显色剂：三氯化铁－铁氰化钾试液(1:1)，在紫外灯254 nm出显荧光。

4．结果

记录样品斑点和对照品斑点的颜色和位置，计算Rf值。

四、注意事项

1．提取秦皮中七叶内酯、七叶苷时，减压回收乙醇至浓缩液即可，不宜过干，以免影响提取效果。

2．两相溶剂萃取法操作时应注意不要用力振摇，将分液漏斗轻轻旋转摇动，以免产生乳化现象。一旦发生乳化，应及时消除，振摇动作宜缓和，可适当延长振摇时间，但不要因为怕形成乳化而不敢振摇；或为防止乳化的发生而减少振摇的程度和时间，从而造成萃取分离不完全而损失有效成分。在进行两相溶液萃取时，力求萃取完全。

思考题

1．七叶内酯和七叶苷在结构和性质上有何异同点？实验过程中，如何利用它们的共性和个性？怎样提取和分离？

2．通过提取分离秦皮中的七叶内酯和七叶苷，试述两相溶剂萃取法的原理是什么？操作时要注意哪些问题？萃取操作中若已发生乳化应如何处理？

3．如何利用薄层层析法判断提取分离的结果？

 ## 秦皮中七叶内酯和七叶苷的提取、精制与检识实训报告

班级 ＿＿＿＿＿　姓名 ＿＿＿＿＿＿　学号 ＿＿＿＿＿　实训时间 ＿＿＿＿＿　成绩 ＿＿＿＿＿＿

1．实训目的

2．实训原理

3．实训步骤

4．实训记录

记录提取结果

秦皮粗粉重量（g）	提取物重量（g）	提取率（%）

记录定性试验结果

鉴定项目	现象	结论及理由
	七叶内酯和七叶苷	
荧光检识		
异羟肟酸铁检识		

记录薄层色谱结果

	对照品溶液	试样溶液
	2%秦皮甲素标准品甲醇液；2%秦皮乙素标准品甲醇液	秦皮提取物1%甲醇溶液
原点至斑点中心的距离（cm）		
原点至展开前沿的距离（cm）		
Rf		

5. 实训小结与讨论

6. 实训思考

7. 教师评语

教师签字 _____　　　　年　月　日

秦皮中七叶内酯和七叶苷的提取、精制与检识实训考核

项目	操作评分		分值	得分
称 重	1. 选择合适的天平		1	
	2. 放置平稳		1	
	3. 每次称重前先调准"0"		1	
	4. 选择适当容器作衬垫		1	
	5. 砝码放于盘中心		1	
	6. 用镊子或纸包住放砝码		1	
	7. 称取时瓶盖内向上放于台面		1	
	8. 称完后即盖上		1	
	9. 药匙应专一,每次用后洗净		1	
	10. 称样时慢慢添加,称多的试药不能放回原瓶		1	
	11. 称样正确,称重准确,节约用药		1	
	12. 保持天平、台面清洁		1	
	13. 称毕后清洁天平,并回"0"处于休止状态		1	
提取 精制	1. 正确粉碎秦皮药材		4	
	2. 正确选取合适的实验仪器		5	
	3. 正确进行回流操作		5	
	4. 正确进行抽滤操作		5	
	5. 正确进行蒸馏操作		5	
	6. 正确进行蒸发操作		4	
	7. 正确进行 pH 调节		5	
	8. 正确进行趁热抽滤操作		5	
	9. 正确进行干燥处理		4	
检 识	1. 荧光检识		5	
	2. 异羟肟酸铁检识		5	
	3. 色谱检识	点样	5	
		展开	5	
		显色	5	
		Rf 值计算	5	
		观察并记录	15	
总 分			100	

任务二 补骨脂中补骨脂素和异补骨脂素的提取、分离与检识

实训目标

1. 掌握补骨脂素和异补骨脂素的提取及精制的原理和方法。
2. 能够熟练运用化学法和色谱法检识补骨脂素和异补骨脂素。

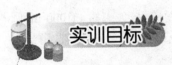

实训内容

一、相关知识

补骨脂为豆科植物补骨脂（*Psoralea corylifolia* L.）的干燥成熟果实,具有补肾助阳、温中止泻之功。主治肾虚阳痿、遗精遗尿及腰膝冷痛,小便频数;外用治白癜风。药理研究证明,补骨脂甲素有明显扩冠作用,补骨脂素及异补骨脂素是具吸收紫外线性质的光敏性物质,因此是抗白癜风的有效成分,制剂有祛白素、补骨脂注射液、复方补骨脂酊等。

补骨脂中含有数种香豆素和黄酮类成分,主要有补骨脂素（Psoralen）、异补骨脂素（Isopsoralen）、补骨脂乙素 (isobavachalcone)、补骨脂甲素 (coryfolin) 等,其主要成分的结构和理化性质如下:

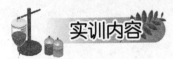

补骨脂素

异补骨脂素

补骨脂乙素

补骨脂甲素

补骨脂素 (psoralen)：分子式 $C_{11}H_6O_3$，无色针状结晶（乙醇），mp189～190 ℃，溶于乙醇、苯、氯仿、丙酮，微溶于水、乙醚和石油醚。

异补骨脂素 (isopsoralen)：分子式 $C_{11}H_6O_3$，无色针状结晶，mp137～138 ℃，溶于甲醇、乙醇、丙酮、苯、氯仿，微溶于水、乙醚，难溶于石油醚。

补骨脂乙素 (isobavachalcone)，又称补骨脂酮、异补骨脂查耳酮，分子式 $C_{20}H_{20}O_4$，分子量 324.36。黄色片状结晶（甲醇－水），mp166～167 ℃。

补骨脂甲素 (coryfolin)，又称补骨脂黄酮，分子式 $C_{20}H_{20}O_4$，分子量 324.36。无色针状结晶，mp191～192 ℃。

二、任务所需材料

1. 仪器及设备　烧杯、抽滤装置、量筒、普通漏斗、分液漏斗、粉碎机、玻璃棒、1 000 ml 圆底烧瓶、冷凝管、酒精灯、铁架台、玻璃层析柱、电子天平、紫外灯、色谱缸、试管、试管架、薄层层析板 G、超声机。

2. 药品　补骨脂药材、活性炭、乙醇、色谱用中性氧化铝、甲醇、盐酸羟胺、氢氧化钠、氢氧化钾、三氯化铁、盐酸、石油醚、乙酸乙酯、正己烷、补骨脂素和异补骨脂素标准品。

三、任务实施

（一）补骨脂素和异补骨脂素的提取分离工艺流程

补骨脂粗粉 $\xrightarrow[\text{放置}]{\text{50\%乙醇}}$ 滤液 $\xrightarrow{\text{回收乙醇}}$ 棕黑色黏稠物 $\xrightarrow[\text{抽滤}]{\text{甲醇回流}}$ 甲醇提取液 $\xrightarrow[\text{析晶}]{\text{浓缩}}$

补骨脂素粗品 $\xrightarrow[\text{回流,抽滤}]{\text{甲醇,活性炭}}$ 滤液 $\xrightarrow{\text{放冷析晶}}$ 补骨脂素精品 $\xrightarrow{\text{氧化铝干柱色谱分离}}$ 异补骨脂素 / 补骨脂素

（二）补骨脂素和异补骨脂素的提取分离实训步骤

1. 操作准备

（1）个人着装，实验台面整洁等。

（2）准备回流装置，检验仪器等是否干燥、洁净。

（3）粉碎药材成粗粉，置于电子天平称取 200 g。

（4）用 500 ml 量筒量取 50% 乙醇 500 ml。

2. 回流提取

（1）正确安装回流装置：铁架台、固定架的安装，冷凝水的调节。

（2）加热回流 1 小时（沸腾时计时）。

（3）回流结束正确操作（先关电源，后关水）。

3. 过滤－浓缩

（1）将滤纸 4 折后，置于漏斗中，滤纸边缘应低于漏斗边缘。

（2）将圆底烧瓶中的溶液倒入漏斗中，过滤至小烧杯或小锥形瓶中。

（3）接好减压蒸馏装置，进行浓缩。

4. 回流 - 抽滤

（1）将棕黑色黏稠物加 40 ml 甲醇溶解，加少许活性炭。

（2）回流 10 分钟，趁热抽滤，滤液回收甲醇至小体积，放置析晶。

5. 精制过程

（1）将上述粗品加适量甲醇 (3∶100 的比例) 溶解，加少许活性炭。

（2）回流 10 分钟，趁热抽滤，滤液放冷析晶，滤取结晶，少量甲醇淋洗。

（3）80 ℃以下干燥即得补骨脂素精品。

6. 分离过程

（1）取色谱用中性氧化铝 40 g，装于直径 1.6 cm×30 cm 的色谱柱中。

（2）取补骨脂素精品甲醇液 1 ～ 2 ml，加样，以石油醚 - 乙酸乙酯（1∶2）作洗脱剂，洗脱，每 20 ml 为一馏分，各馏分回收溶剂后，用薄层板检查，和标准品对比，于紫外光灯下观察荧光与颜色。

（三）补骨脂素和异补骨脂素的检识反应

1. 荧光检识　取试样少许溶于氯仿中，用毛细管点于滤纸上，晾干后在紫外灯下观察荧光。

2. 开环闭环试验　取试样少许加稀氢氧化钠溶液 1 ～ 2 ml，加热，观察现象，再加稀盐酸试剂数滴，观察所产生现象。

3. 异羟肟酸铁反应　取试样少许于试管中，加入 7％盐酸羟胺甲醇溶液 2 ～ 3 滴，再加 1％氢氧化钠甲醇溶液 2 ～ 3 滴，于水浴上加热数分钟，冷却后，加盐酸调 pH 3 ～ 4，加 1％三氯化铁 1 ～ 2 滴，观察溶液颜色。

（四）补骨脂素和异补骨脂素的薄层色谱鉴定

1. 点样

样品液：取本品粉末 0.5 g，加乙酸乙酯 20 ml，超声处理 15 分钟，滤过，滤液蒸干，残渣加乙酸乙酯 1 ml 使溶解，作为供试品溶液。

对照品液：0.2％ 补骨脂素对照品乙醇液、0.2％ 异补骨脂素对照品乙醇液。

2. 展开

吸附剂：硅胶 G 薄层板。

展开剂：正己烷 - 乙酸乙酯（4∶1），展开缸用展开剂预平衡 30 分钟后展开。

3. 显色：取出，晾干，喷以 10％氢氧化钾甲醇溶液，置紫外灯（365 nm）下检视蓝白色荧光斑点。

结果：记录样品斑点和对照品斑点的颜色和位置，计算 Rf 值。

四、注意事项

1. 原料最好用未炮制过的补骨脂种子，其中补骨脂素和异补骨脂素含量较高。

2. 补骨脂含大量油脂，用 50％乙醇或 40％丙酮提取，方法简便，得率高，亲脂性杂质少，乙醇又较丙酮便宜，故选用 50％乙醇提取。利用香豆素内酯类的特点，用碱提酸沉法，由于补骨脂中含大量油脂和糖类成分，易发生皂化反应和形成胶状物，难以过滤，得率低。

3. 从补骨脂中提取得到的白色针状物,为补骨脂素和异补骨脂素的混合物,两者含量比随药材的品种、质量不同而不同,由于两者均属于光敏性物质,故临床应用时,不必将两者分开。在进行干柱色谱分离前,应先做薄层色谱检查两者的含量情况。

思考题

1. 从中药中提取香豆素类成分还有哪些方法?
2. 异羟肟酸铁反应的机制是什么?

补骨脂中补骨素和异补骨脂素的提取、精制与检识实训报告

班级 _____ 姓名 _____ 学号 _____ 实训时间 _____ 成绩 _____

1. 实训目的

2. 实训原理

3. 实训步骤

4. 实训记录

记录提取结果

补骨脂粗粉重量(g)	提取物重量(g)	提取率(%)

记录定性试验结果

鉴定项目	现 象		结论及理由
	补骨脂素和异补骨脂素		
荧光检识			
开环闭环试验			
异羟肟酸铁反应			

记录薄层色谱结果

	对照品溶液	试样溶液
	0.2% 补骨脂素和异补骨脂素	补骨脂素和异补骨脂素
原点至斑点中心的距离（cm）		
原点至展开前沿的距离（cm）		
Rf		

5．实训小结与讨论

6．实训思考

7．教师评语

教师签字 _____　　　年　月　日

补骨脂中补骨素和异补骨脂素的提取、精制与检识实训考核

项目	操作评分		分值	得分
称 重	1. 选择合适的天平		1	
	2. 放置平稳		1	
	3. 每次称重前先调准"0"		1	
	4. 选择适当容器作衬垫		1	
	5. 砝码放于盘中心		1	
	6. 用镊子或纸包住放砝码		1	
	7. 称取时瓶盖内向上放于台面		1	
	8. 称完后即盖上		1	
	9. 药匙应专一,每次用后洗净		1	
	10. 称样时慢慢添加,称多的试药不能放回原瓶		1	
	11. 称样正确,称重准确,节约用药		1	
	12. 保持天平、台面清洁		1	
	13. 称毕后清洁天平,并回"0"处于休止状态		1	
提取 精制	1. 正确粉碎称取补骨脂药材		4	
	2. 正确选取合适的实验仪器		5	
	3. 正确进行回流操作		5	
	4. 正确进行抽滤操作		5	
	5. 正确进行蒸馏操作		5	
	6. 正确进行蒸发操作		4	
	7. 正确进行趁热抽滤操作		5	
	8. 正确进行干燥操作		3	
	9. 正确进行装柱处理		6	
检 识	1. 荧光检识		5	
	2. 开环闭环试验		5	
	3. 异羟肟酸铁反应		5	
	4. 色谱检识	点样	5	
		展开	5	
		显色	5	
		Rf 值计算	5	
		观察并记录	10	
总 分			100	

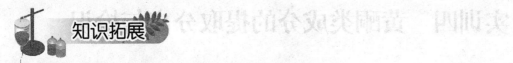

知识拓展

微波辅助提取技术

微波是波长介于 1 mm ～ 1 m (频率在 300 MHz ～ 300 GHz) 之间的电磁波,微波萃取则是利用微波能来达到萃取中药化学成分的一种提取方法。与传统提取技术相比较,微波萃取具有设备简单、适用范围广、萃取效率高、重现性好、节省时间、节省溶剂、不产生噪音、污染小等特点,而且作为吸收微波最好介质的水也是中药提取的主要提取溶剂,因此微波辅助提取技术在中药提取中有良好的应用前景。

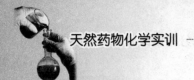
实训四　黄酮类成分的提取分离与检识

任务一　槐米中芸香苷的提取、分离与检识

实训目标

1. 掌握芸香苷的提取及精制的原理和方法。
2. 能够熟练运用化学法和色谱法检识芸香苷和槲皮素。

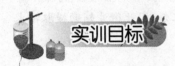

实训内容

一、相关知识

槐米为豆科植物槐 *Sophora japonica* L. 的干燥花蕾，中国各地区产，以黄土高原和华北平原为多。夏季花未开放时采收其花蕾，称为"槐米"；花开放时采收，称为"槐花"。槐米性微寒，味苦，具有凉血止血、清肝泻火、抗炎、维生素 P 样作用、抗病毒、祛痰止咳、抑制醛糖还原酶等作用，用于便血痔血、血痢、崩漏、吐血、衄血、肝热目赤、头痛眩晕等症。

槐米的主要化学成分为芸香苷（rutin），药典规定槐米中芸香苷含量不得少于 20.0%。另有大豆皂苷（soyasaponin）、异鼠李素（isorhamnetin）、β- 谷甾醇（β-sitosterol）、槐二醇（betulin）、槲皮素（quercetin）、槐花米甲素、乙素、丙素 等；炒槐花基本与生槐米相同，仅部分氨基酸（或肽）或糖受到破坏，鞣质含量略有增加。其主要成分的结构和理化性质如下：

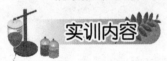

芸香苷　　　　　　　　　　　　　　　　　　　　　　大豆皂苷

异鼠李素

β - 谷甾醇

芸香苷通常含 3 分子结晶水，95～97 ℃干燥失去 2 分子结晶水，在 110 ℃、1.33 kPa 下 2 小时变成无水物。125 ℃变成棕色，195～197 ℃变成柔韧可塑物，214～215 ℃分解，无水物易吸潮。1 g 芸香苷溶于 8 ml 水、200 ml 沸水、7 ml 沸甲醇。能溶于二甲基亚砜和吡啶、甲酰和碱液，微溶于乙醇、丙酮和乙酸乙酯，几乎不溶于水、氯仿、醚、苯、二硫化碳和石油醚。在光的作用下渐变暗，水溶性 12.5 g/100 ml，熔点：195 ℃。

芸香苷分子中具有酚羟基，显弱酸性，在碱水中成盐增大溶解能力，用碱水为溶剂煮沸提取，提取液加酸酸化后成为游离的芸香苷。利用芸香苷对冷水和热水的溶解度相差悬殊的特殊性进行精制。

二、任务所需材料

1. 仪器及设备　电炉、漏斗、紫外分析仪、纱布、锥形瓶、量筒、250 ml 烧杯、pH 试纸、紫外灯、色谱缸、试管、试管架、薄层层析板。

2. 药品　槐米、生石灰、2% 硫酸、浓盐酸、蒸馏水、1% 氢氧化钠溶液、1% 盐酸溶液、10% α- 萘酚溶液、镁粉、1% 醋酸镁甲醇溶液、正丁醇、醋酸薄层用硅胶 G，0.2% CMC–Na、0.4% 硼砂水溶液。

三、任务实施

（一）芸香苷的提取

称取槐米粗粉 20 g，置于研钵中研细。置 500 ml 烧杯中，加入 0.4% 硼砂沸水溶液 200 ml，在搅拌下加石灰乳，调至 pH 8～9，加热微沸 20 分钟。

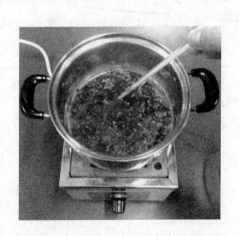

随时补充蒸发掉的水分,趁热用四层纱布滤过。滤渣同样操作再提取一次,合并两次滤液。	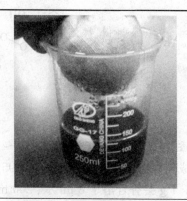
滤液在 60～70 ℃用浓盐酸调至 pH=5 左右,静置过夜使沉淀完全,抽滤,沉淀用蒸馏水洗 2～3 次至中性,抽干,置空气中晾干,得芸香苷粗品。	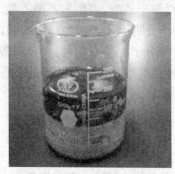

（二）芸香苷的精制

精制:称一定重量的粗品,按约 1:200 的比例悬浮于蒸馏水中,煮沸 10 分钟使其全部溶解,趁热抽滤,冷却滤液,静置析晶。抽滤,置空气中晾干或 60～70 ℃干燥,得精制芸香苷,称重,计算得率。

水解:取芸香苷 1 g,研细后置于 250 ml 圆底烧瓶中,加入 2% 硫酸溶液 100 ml,直火微沸回流约 40 分钟,至析出鲜黄色沉淀不再增加为止,放冷抽滤,滤液保留做糖检查,沉淀用少量水洗去酸,抽干水分,晾干称重,得粗制槲皮素,然后用乙醇（95% 乙醇约 15 ml）重结晶即得精制槲皮素。

（三）芸香苷的检识反应

1. 盐酸镁粉反应　在样品的乙醇或甲醇溶液中加入少许镁粉振摇,再滴加几滴浓盐酸（必要时在水浴上加热）。	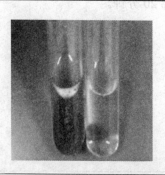

2. 铝盐反应　在样品的乙醇或甲醇溶液中加入 2 滴 1% $AlCl_3$ 试剂,观察颜色变化,并在紫外灯下观察有无荧光现象。

3. 试剂显色反应　在样品的乙醇或甲醇溶液中加入几滴 NaOH 试剂,观察颜色变化。

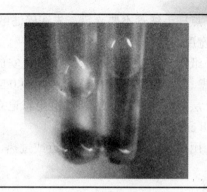

（四）芸香苷的色谱鉴定

1. 点样 样品液:1% 芸香苷乙醇液。 对照品液:芸香苷对照品乙醇液（每 1 ml 含 0.5 mg）。	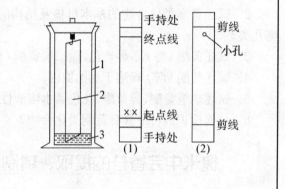
2. 纸色谱（PC）　新华层析滤纸。 流动相:正丁醇 - 乙酸 - 水（4:1:5）。 显色剂:1% $AlCl_3$ 试剂。 显色:置紫外灯（365 nm）下检视,显黄色荧光斑点。	
3. 薄层层析（TLC）　硅胶 GF254。 展开剂:氯仿 - 甲醇 - 乙酸（15:5:1）。 显色剂:1% $FeCl_3$ 和 1% $K_3[Fe(CN)_6]$ 水溶液,应用时等体积混和。 4. 显色　置紫外灯（365 nm）下检视,显紫色斑点。 5. 结果 记录样品斑点和对照品斑点的颜色和位置,计算 Rf 值。	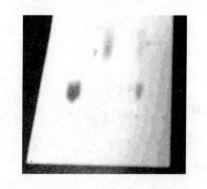

四、注意事项

1. 用浓盐酸调节 PH=4 ～ 5 时,勿过。如 pH 过低,会降低芸香苷的得率。

2. 紫外灯下观察荧光现象的基本操作方法及注意事项。

3. 层析纸条应防止污染,其工作部分不能用手触及。纸色谱法可视为溶质在固定相和流动相之间的连续分配（萃取）的过程。由于组分在两相间的分配系数不同,因而随展开剂迁移的速度不同而达到分离的目的。

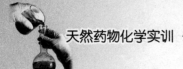

4．点样毛细管不要弄错。先在碎滤纸上进行点样练习,样点与样点和边缘与样点之间应有同等宽度的间隙。

5．纸层析纸条和层析管均要垂直安放,层析管可置于试管架上或自由夹固定,纸条不能触及管壁。样点与展开剂液面至少相距 0.5 cm。

6．层析完毕,取出纸条时,不要忘记立即在溶剂前沿处画记号。样点至溶剂前沿的距离以 7 ～ 8 cm 为宜。

7．用电吹风显色时,不可太近或过热,以免影响斑点及其颜色的观察。

 思考题

1．影响芸香苷提取效率的因素有哪些?

2．试述黄酮类化合物的基本母核及结构的分类依据,常见黄酮类化合物结构类型可分为哪几类?

3．试述黄酮(醇)多显黄色,而二氢黄酮(醇)不显色的原因。

4．试述黄酮(醇)难溶于水的原因。

5．试述二氢黄酮、异黄酮、花色素水溶液性比黄酮大的原因。

6．如何检识药材中含有黄酮类化合物?

 槐米中芸香苷的提取、精制与检识实训报告

班级 _____ 姓名 _____ 学号 _____ 实训时间 _____ 成绩 _____

1．实训目的

2．实训原理

3．实训步骤

4．实训记录

记录提取结果

槐米重量（g）	提取物重量（g）	提取率（%）

记录定性试验结果

鉴定项目	现　象	结论及理由
	芸香苷	
HCl-Mg 粉反应		
NaOH 溶液		
AlCl₃ 溶液		

记录薄层色谱结果

	对照品溶液	试样溶液
	芸香苷	芸香苷
原点至斑点中心的距离（cm）		
原点至展开前沿的距离（cm）		
Rf		

5. 实训小结与讨论

6. 实训思考

7. 教师评语

教师签字 _____　　　年　月　日

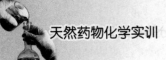

槐米中芸香苷的提取、精制与检识实训考核

项目	操作评分		分值	得分
称 重	1. 选择合适的天平		1	
	2. 放置平稳		1	
	3. 每次称重前先调准"0"		1	
	4. 选择适当容器作衬垫		1	
	5. 砝码放于盘中心		1	
	6. 用镊子或纸包住放砝码		1	
	7. 称取时瓶盖内向上放于台面		1	
	8. 称完后即盖上		1	
	9. 药匙应专一,每次用后洗净		1	
	10. 称样时慢慢添加,称多的试药不能放回原瓶		1	
	11. 称样正确,称重准确,节约用药		1	
	12. 保持天平、台面清洁		1	
	13. 称毕后清洁天平,并回"0"处于休止状态		1	
提取 精制	1. 正确研磨槐米成粉末		4	
	2. 正确选取合适的实验仪器		5	
	3. 正确进行煎煮操作		5	
	4. 正确进行抽滤操作		5	
	5. 正确进行水解反应操作		5	
	6. 正确进行蒸发操作		4	
	7. 正确进行 pH 调节		5	
	8. 正确进行趁热抽滤操作		5	
	9. 正确进行干燥处理		4	
检 识	HCl-Mg 粉反应		5	
	NaOH 溶液		5	
	$AlCl_3$ 溶液		5	
	色谱检识	点样	5	
		展开	5	
		显色	5	
		Rf 值计算	5	
		观察并记录	10	
总 分			100	

任务二 银杏叶中黄酮类化学成分的 提取、分离与检识

实训目标

1. 掌握银杏叶总黄酮类化合物的提取原理和方法。
2. 能够熟练运用化学法和色谱法检识银杏叶黄酮类化合物。

实训内容

一、相关知识

银杏叶为银杏科植物银杏 *Ginkgo biloba* L. 的干燥叶,别名白果叶,是一种具有很高药用价值的植物。性味苦、甘、涩、性平、小毒,具有活血养心,敛肺涩肠功效。用于治疗胸痹心痛、喘咳痰嗽、泄泻痢疾,对高胆甾醇血症患者似能降低血清胆甾醇水平、升高磷脂,改善 C/P 比值,对高血压病人似有一定的降压作用。利用银杏叶的有效化学成分和特殊医药保健作用加工生产保健食品、药物和化妆品,正引起国内外研究、开发、生产单位的重视。

银杏叶成分复杂,已经发现的化学成分为山柰酚(keampferol)、木犀草素(luteolin)、杨梅树皮素(myricetin)、槲皮素(quercetin)、异鼠李素(isorhamnetin)、丁香黄素(syringetin)、山柰酚 -3- 鼠李葡萄糖苷(kaempferol-3-rhamno-glucoside)、山柰酚 -3(6- 对香豆酰葡萄糖基 -β-1,4- 鼠李糖苷 [kaempferol-3-(6-p-coumaroylglucosyl-β-1, 4-rhamnoside)]、山柰酚 -3-O-(2-O-β-D- 吡喃葡萄糖基)-α-L- 吡喃鼠李糖苷等黄酮类化合物,还有二萜内酯衍生物、多糖、生物碱等。

山柰酚

木犀草素

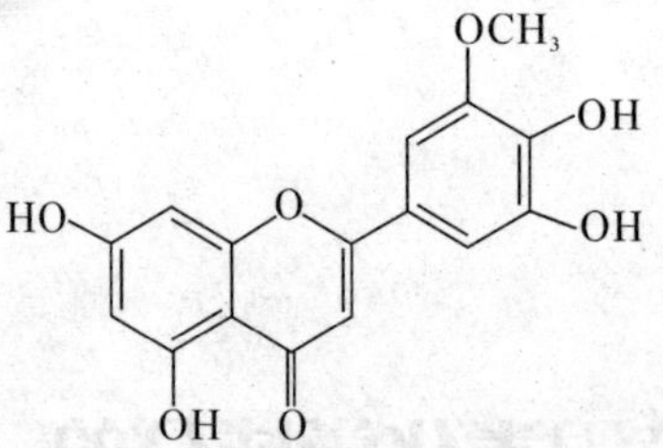

杨梅树皮素

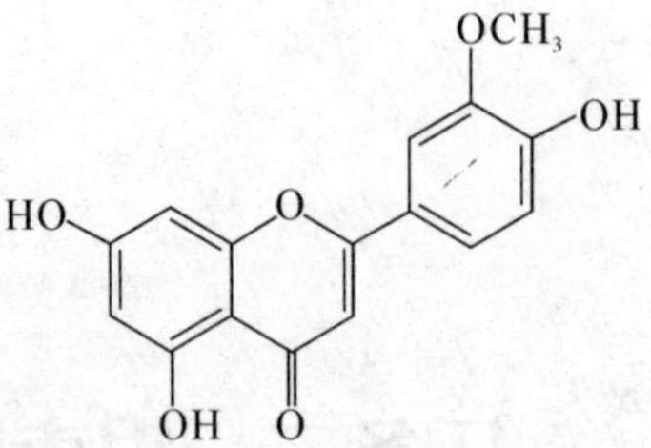

异鼠李素

山奈酚属于黄酮醇类，黄色针状晶体，微溶于水，溶于热乙醇，乙醚和碱。熔点：276 ～ 278℃。山奈酚具有抗癌、抑制生育、抗癫痫、抗炎、抗氧化、解痉、抗溃疡、利胆利尿、止咳作用。

二、任务所需材料

1．仪器及设备　烧杯、滤纸、抽滤装置、量筒、研钵、玻璃棒、250 ml 圆底烧瓶、紫外光灯、冷凝管、pH 试纸、紫外灯、色谱缸、试管、试管架、薄层层析板、索氏提取器、筛（50 目）、层析柱。

2．药品　银杏叶、活性炭、乙醇、浓氨水、聚酰胺或硅胶 G、盐酸、镁粉、三氯化铝、枸橼酸、丙酮、1% 碳酸钠。

三、任务实施

（一）银杏总黄酮的提取

1．将银杏叶洗净，于 60 ℃烘干至恒重，粉碎，过 50 目筛。称取银杏叶粉末 25 g，置烧杯中，加 9% 石灰乳 100 ml，润湿粉末，静置过夜。	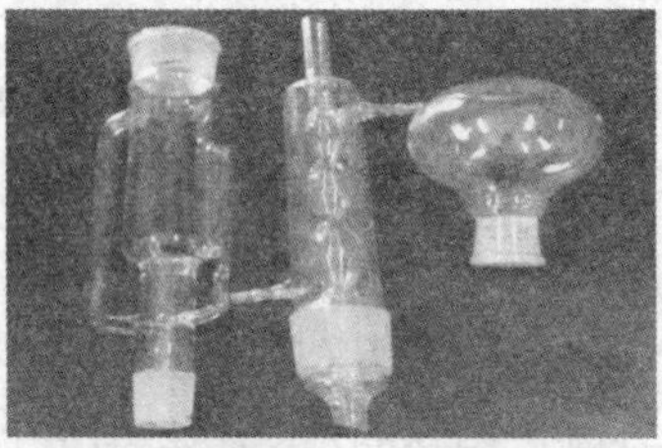
2．将石灰乳乳化过的银杏叶粉末，用滤纸卷成直径和长度均略小于提取器圆柱内径，并用细棉线扎实，移入索氏提取器中，加入 70% 乙醇 200 ml，80 ℃下回流提取 3 小时。	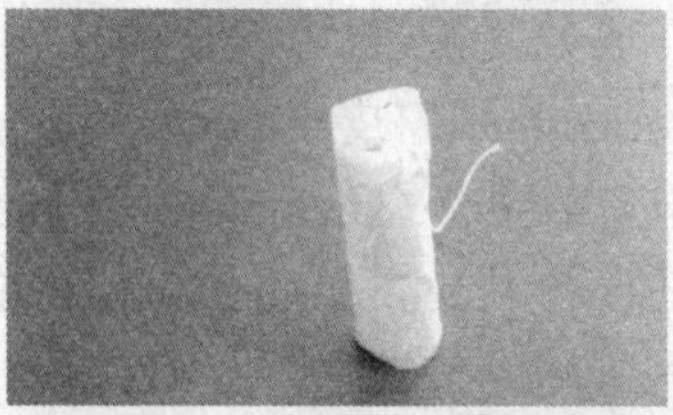
3．提取液滴加浓盐酸调节 pH 至 6，加入 3 g 活性炭充分搅拌过夜，脱色。减压过滤除去活性炭，将滤液置于洁净圆底烧瓶中进行蒸馏，回收蒸出的乙醇，得到银杏叶粗粉。	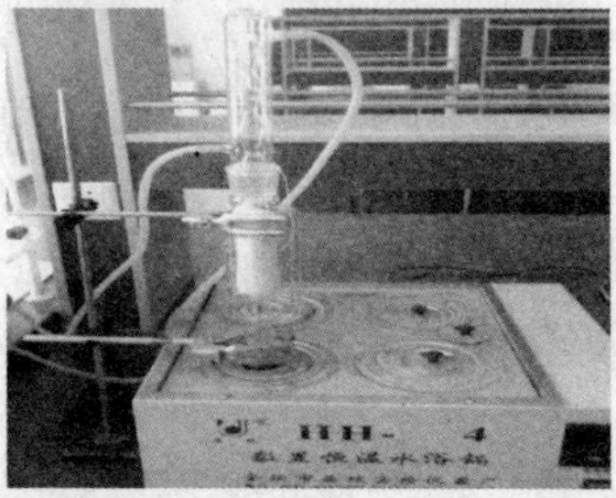

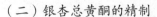
（二）银杏总黄酮的精制

1. 将上述所得银杏叶粗粉用 20 ml 无水乙醇溶解后，加水 80 ml 充分混合，减压过滤除去不溶物。

2. 滤液上大孔吸附树脂，除去水溶性物质，用无水乙醇洗脱，洗脱液回收蒸出的乙醇，得到银杏叶总黄酮。

（三）银杏总黄酮的理化检识

1. 三氯化铝试验　取检品的乙醇溶液点于滤纸片上（干后再点 1 次，使其浓度适中），干后，喷雾 1% 三氯化铝乙醇试液，在紫外光灯下观察，呈现黄色、绿色、橙色等荧光为黄酮类；呈现天蓝色或黄绿色荧光，则为二氢黄酮类。	
2. 硼酸丙酮枸橼酸丙酮试验　取检品的乙醇溶液 1 ml，在沸水浴上蒸干加入饱和硼酸丙酮溶液及 10% 枸橼酸丙酮溶液各 0.5 ml，蒸去丙酮后，在紫外光灯下观察，管内呈现强烈的绿色荧光（黄酮或其苷类）。	

四、注意事项

1. 提取液用大孔树脂来进行黄酮的纯化，有些杂质吸附在树脂上洗脱不下来，造成树脂中毒，回收乙醇后，要滤清去除杂质。

2. 浓缩问题　浓缩到 1/3 会有大量的绿色物质析出来，用乙醇才能洗掉，但得到的浓缩液明显就成了水溶液，黄酮类基本是水溶性的苷类。

3. 用石油醚、活性炭进行除杂，能看到颜色有变化，通过测定黄酮含量来评价好坏，用芦丁为标准品，紫外测定，与原溶液相比黄酮浓度并没有增加。

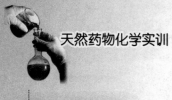

 银杏叶总黄酮的提取、精制与检识实训报告

班级 _____ 姓名 _____ 学号 _____ 实训时间 _____ 成绩 _____

1. 实训目的

2. 实训原理

3. 实训步骤

4. 实训记录

记录提取结果

银杏叶重量（g）	提取物重量（g）	提取率（%）

记录定性试验结果

鉴定项目	现　象 总黄酮	结论及理由
HCl-Mg 粉反应		
AlCl$_3$ 溶液		
硼酸丙酮枸橼酸丙酮试验		

5. 实训小结与讨论

6. 实训思考

7. 教师评语

教师签字 _____ 　　　年　月　日

银杏叶总黄酮的提取、精制与检识实训考核

项目	操作评分		分值	得分
称重	1. 选择合适的天平		1	
	2. 放置平稳		1	
	3. 每次称重前先调准"0"		1	
	4. 选择适当容器作衬垫		1	
	5. 砝码放于盘中心		1	
	6. 用镊子或纸包住放砝码		1	
	7. 称取时瓶盖内向上放于台面		1	
	8. 称完后即盖上		1	
	9. 药匙应专一,每次用后洗净		1	
	10. 称样时慢慢添加,称多的试药不能放回原瓶		1	
	11. 称样正确,称重准确,节约用药		1	
	12. 保持天平、台面清洁		1	
	13. 称毕后清洁天平,并回"0"处于休止状态		1	
提取精制	1. 正确研磨银杏叶成粉末并过筛		4	
	2. 正确选取合适的实验仪器		5	
	3. 正确进行索式提取器操作		5	
	4. 正确进行卷制纸筒操作		5	
	5. 正确进行水沉反应操作		5	
	6. 正确进行蒸发操作		4	
	7. 正确进行 pH 调节		5	
	8. 正确进行趁热抽滤操作		5	
	9. 正确进行干燥处理		4	
检 识	HCl-Mg 粉反应		5	
	$AlCl_3$ 溶液		5	
	硼酸丙酮枸橼酸丙酮溶液		5	
	色谱检识	聚酰胺上柱	5	
		上样	5	
		无水乙醇洗脱	5	
		总黄酮含量计算	5	
		观察并记录	10	
总 分			100	

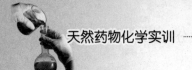

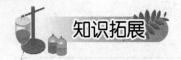

超声波提取技术

超声波是指频率高于 20 kHz、人的听觉域以外的声波,具有频率高、波长短、功率大、穿透力强等特点。超声波提取技术又称超声波萃取、超声波辅助萃取,是以超声能量辅助作用下的提取方法。其原理是利用超声波产生的强烈的空化效应、机械振动、高的加速度、乳化、扩散、击碎和搅拌作用,增大物质分子运动频率和速度,增加溶剂穿透力,从而加速药物有效成分进入溶剂,促进提取的进行。

超声波提取技术适用于天然产物,特别是中草药有效成分如多糖、黄酮、蒽醌等各种类型成分的提取,是中药制药彻底改变传统提取工艺的新方法、新工艺。与常规的提取方法相比,该法具有提取温度低、适用性广、能耗低等特点,此外超声波还具有一定的杀菌作用,能保证萃取液不易变质。

实训五 萜类与挥发油类成分的提取分离与检识

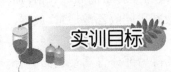

任务一 黄花蒿中青蒿素的提取、分离与检识

实训目标

1. 掌握黄花蒿中青蒿素的提取及分离的原理和方法。
2. 会用薄层色谱和显色反应对青蒿素进行检识。

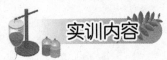

实训内容

一、相关知识

青蒿为菊科植物黄花蒿 *Artemisia annual* L. 的全草,具清热解毒、杀虫疗伤、解毒疗疮、解热健胃等功效。用于治伤暑、疟疾、潮热、小儿惊风、热泻、恶疮疥癣。其中青蒿素为倍半萜类,是重要的抗疟成分,治疗各种类型疟疾,具速效、低毒的优点。

黄花蒿中化学成分大致分为四类:即挥发油、倍半萜、黄酮和香豆素。其中倍半萜类化合物青蒿素是黄花蒿抗疟的有效成分。

青蒿素又称黄花蒿素、黄蒿素,为无色针状结晶,味苦,熔点:156～157 ℃(水煎后分解)。易溶于丙酮、乙酸乙酯、氯仿,在乙醇和甲醇、乙醚、石油醚及苯中可溶解,在水中几乎不溶。

青蒿素

青蒿素属于倍半萜类内酯化合物,利用其可溶于乙醇、丙酮和三氯甲烷等溶剂的性质,可选择乙醇和丙酮提取。利用青蒿素溶于三氯甲烷和乙酸乙酯等溶剂进行重结晶。利用活性炭对某些成分如黄酮和香豆素类等杂质的吸附而纯化。

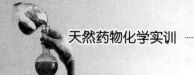

二、任务所需材料

1. 仪器及设备　渗滤筒、减压蒸馏装置、烧杯、锥形瓶、硅胶 G-CMC 板、温度计、层析缸。

2. 实验药品　黄花蒿、乙醇、三氯甲烷、石油醚、乙酸乙酯、活性炭、苯、乙醚、甲醇、盐酸羟胺、间二硝基苯、香草醛 - 浓硫酸溶液、三氯化铁试液、2.4- 二硝基苯肼试液、盐酸、氢氧化钾。

三、任务实施

1. 提取分离　将黄花蒿粉碎，筛去枝梗，称取 250 g，置于烧杯中用 70% 乙醇润湿放置半小时后，装于渗滤筒中，开始渗滤，流速每分钟 3 ～ 5 ml，收集渗滤液为原料量的 6 ～ 8 倍，加入原料重量的 4% 左右的活性炭脱色，搅拌半小时，澄清，过滤，滤液减压回收乙醇适量，放置，析晶，抽滤，得青蒿素粗品。

母液浓缩至出现浑浊为止，静止，冷却，待结晶析出后，过滤，又得另部分青蒿素粗品。合并两次所得青蒿素粗品，称重，加入 5 倍量三氯甲烷，或加入 10 倍量的乙酸乙酯溶解，过滤，回收溶剂至干，趁热加入为粗品重量 2 倍的乙醇，倾去乙醇液，放置，析晶，结晶再用少量 70% 乙醇洗涤，即得青蒿素精品。

2. 青蒿素的检识

(1) 显色反应

① 异羟肟酸铁反应：取本品 10 mg 溶于 1 ml 甲醇中，加入 7% 盐酸羟胺甲醇溶液 4 ～ 5 滴，在水浴上加热至沸，冷却后加稀盐酸调至酸性，然后加入 1% 三氯化铁溶液 1 ～ 2 滴，溶液即呈紫色。

② 2, 4- 二硝基苯肼反应：取本品 10 mg 溶于 1 ml 三氯甲烷中，将三氯甲烷溶液滴于滤纸片上，以 2, 4- 二硝基苯肼试液喷洒，在 80 ℃烘箱中烘 10 分钟，则斑点呈黄色。

③ 碱性间二硝基苯反应：取本品 10 mg 溶于 2 ml 乙醇中，加入 2% 间二硝基苯的乙醇液和饱和氢氧化钠各数滴，水浴微热，溶液呈紫红色。

(2) 薄层色谱检识

① 点样

样品液：青蒿素样品乙醇液。

对照品液：青蒿素对照品乙醇液。

② 展开

吸附剂：硅胶 G 或硅胶 G-CMC-Na 板。

展开剂：石油醚：乙酸乙酯（8:2）或苯：乙醚（4:1）。

③ 显色

显色剂：1% 香草醛 - 浓硫酸溶液（青蒿素呈鲜黄色斑点继变超蓝色）。

结果：记录样品斑点和对照品斑点的颜色和位置，计算 Rf 值。

四、注意事项

1. 用本实验提取纯化方法只能得粗品，若需要纯品可采用硅胶柱色谱法分离。方法是：

取粗品用乙醚溶解上柱,先用石油醚洗脱,再改用石油醚：乙酸乙酯（8:2）洗脱,洗脱液浓缩,即可得较纯的青蒿素。

2. 提取操作的关键是回收乙醇的温度,水浴温度不得超过 60 ℃,否则,青蒿素在乙醇和水中会被破坏。

思考题

1. 怎样从黄花蒿中提取分离青蒿素？原理是什么？
2. 从黄花蒿提取精制青蒿素还可用哪些方法？简略画出提取流程图。

黄花蒿中青蒿素的提取、分离与检识实训报告

班级 _____　姓名 _____　学号 _____　实训时间 _____　成绩 _____

1. 实训目的

2. 实训原理

3. 实训步骤

4. 实训记录

记录提取结果

黄花蒿粗粉重量（g）	提取物重量（g）	提取率（%）

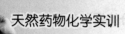
记录定性试验结果

鉴定项目	现　象	结论及理由
	青蒿素	
异羟肟酸铁反应		
2,4-二硝基苯肼反应		
碱性间二硝基苯反应		

记录薄层色谱结果

	对照品溶液	试样溶液
	青蒿素	青蒿素
原点至斑点中心的距离（cm）		
原点至展开前沿的距离（cm）		
Rf		

5. 实训小结与讨论

6. 实训思考

7. 教师评语

教师签字 _____　　年　　月　　日

黄花蒿中青蒿素的提取、分离与检识实训考核

项目	操作评分		分值	得分
称重	1. 选择合适的天平		1	
	2. 放置平稳			
	3. 每次称重前先调准"0"		1	
	4. 选择适当容器作衬垫		1	
	5. 砝码放于盘中心		1	
	6. 用镊子或纸包住放砝码		1	
	7. 称取时瓶盖内向上放于台面		1	
	8. 称完后即盖上		1	
	9. 药匙应专一,每次用后洗净		1	
	10. 称样时慢慢添加,称多的试药不能放回原瓶		1	
	11. 称样正确,称重准确,节约用药		1	
	12. 保持天平、台面清洁		1	
	13. 称毕后清洁天平,并回"0"处于休止状态		1	
提取精制	1. 正确润湿黄花蒿药材粉末		4	
	2. 正确选取合适的实验仪器		5	
	3. 正确进行渗滤操作		5	
	4. 正确进行抽滤操作		5	
	5. 正确进行蒸馏操作		5	
	6. 正确进行蒸发操作		4	
	7. 正确进行结晶操作		5	
	8. 正确进行洗涤操作		5	
	9. 正确进行干燥处理		4	
检识	1. 异羟肟酸铁反应		5	
	2. 2,4-二硝基苯肼反应		5	
	3. 碱性间二硝基苯反应		5	
	4. 色谱检识	点样	5	
		展开	5	
		显色	5	
		Rf值计算	5	
		观察并记录	10	
总分			100	

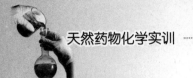

任务二　薄荷中挥发油类成分的提取、分离与检识

实训目标

1. 掌握薄荷中挥发油的提取及分离的原理和方法。
2. 会用薄层色谱和显色反应对薄荷油进行检识。

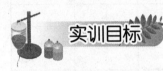

实训内容

一、相关知识

薄荷为唇形科植物薄荷 *Mentha haplocalyx* Briq. 的干燥地上部分,具有散风热、清头目、利咽喉、透疹、解郁等功效。主要用于风热表证、咽喉肿痛、头痛目赤、麻疹不透等症。

薄荷中含挥发油组成复杂,主要是单萜类及其含氧衍生物,其中薄荷醇含量最高,占挥发油的 75% ～ 85%,薄荷酮占 10% ～ 20%,醋酸薄荷酯占 1% ～ 6%,此外,还含柠檬烯、异薄荷酮、桉油精等。薄荷醇的结晶又称薄荷脑,是薄荷的有效成分,具有驱风、消炎、局部止痛等作用。

薄荷油为无色或淡黄色透明油状液体,有特异清凉香气,味初辛、后凉。存放日久,色渐变深。可溶于乙醇、氯仿、乙醚等有机溶剂,薄荷油中的薄荷醇低温放置可析出"薄荷脑"。

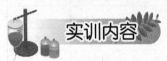

薄荷醇　　　　　　　　薄荷酮　　　　　　　醋酸薄荷酯

从薄荷中提取纯化分离挥发油是根据薄荷中的挥发油具有挥发性,可随水蒸气蒸馏的性质而被提出的原理。再利用薄荷油中薄荷醇含量高,且低温放置可析出"薄荷脑"的性质分出薄荷醇,用点滴反应和双向薄层色谱鉴定。

二、任务所需材料

1. **仪器及设备**　挥发油提取装置、烧杯、锥形瓶、硅胶 G-CMC 板、温度计、层析缸、点滴板、下口瓶。

2. **药品**　薄荷、食盐、石油醚、乙酸乙酯、乙醇、三氯化铁试液、溴酚蓝试液、氨性硝酸银试液、2，4-二硝基苯肼试液、香草醛-浓硫酸试液、碱性高锰酸钾试液。

三、任务实施

1. **提取分离**　称取薄荷适量置于蒸馏瓶内，加水适量浸泡。安装蒸馏器，加热，通水蒸汽进行蒸馏，收集馏出液，至馏出液不浑浊或无薄荷油芳香味时，停止蒸馏。将蒸馏液收集于一下口瓶中，加入饱和食盐水或精制食盐，使食盐量达 2% ～ 3%，混合均匀，密盖瓶塞静置过夜。待薄荷油全部聚集于液面，放出水层，收集薄荷油。再将薄荷油 -10℃冷冻放置，析出薄荷脑，经过滤得薄荷脑粗品和脱脑油。

2. **薄荷油的检识**

（1）点滴反应：取硅胶 -CMC-Na 薄层板一块，用铅笔在薄层板上打出小格子，点样用的薄荷油，用乙醇稀释成 5 ～ 10 倍的溶液，再用细玻璃棒蘸取薄荷油乙醇溶液，点在每个小方格内，控制样点的大小不要超格，再用毛细管吸取不同的试剂点在每个小格内，控制斑点的大小不要超格，空白对照格也随同各竖排点相同的试剂，立即观察每一方格内颜色的变化，并初步推测该挥发油可能含有成分的类型。

检测试剂：

① 三氯化铁试液	
② 溴酚蓝试液	
③ 氨性硝酸银试液	
④ 2.4- 二硝基苯肼试液	
⑤ 香草醛 - 浓硫酸试液	
⑥ 碱性高锰酸钾试液	

（2）薄层色谱检识

双向层析：取硅胶 -CMC-Na 薄层板（10 cm×10 cm）一块，沿起始线的右侧 1.5 cm 处点上薄荷油，先在石油醚中做第一次展开，当展至终端时取出薄层板，挥尽溶剂，再将薄层板调转 90°角。置于石油醚 - 乙酸乙酯（85∶15）展开剂做第二方向展开至终端，取出薄层板，挥去溶剂，用 1% 香草醛 / 浓硫酸溶液显色，仔细观察各个斑点的位置，推测薄荷油的组成成分类型。

① 点样

样品液：薄荷油乙醇液。

②展开

吸附剂：硅胶 -CMC-Na 薄层板。

展开剂：石油醚 - 乙酸乙酯（85∶15）；石油醚（90～120 ℃）。

③显色

显色剂：1% 香草醛 / 浓硫酸溶液。

结果：观察斑点颜色，记录图谱并计算 Rf 值。

四、注意事项

双向层析点样，一次只能点一种样品，如果同时点两种样品，经过双向层析和显色之后，往往因出现斑点太多，没有规律性比移值，结果难以判断各个斑点的归属。

思考题

1. 怎样从薄荷中提取分离挥发油？原理是什么？
2. 利用水蒸气蒸馏法提取挥发油的优点有哪些？还可用哪些方法提取薄荷中的挥发油？

薄荷中挥发油类成分的提取、分离与检识实训报告

班级 _____ 姓名 _____ 学号 _____ 实训时间 _____ 成绩 _____

1. 实训目的

2. 实训原理

3. 实训步骤

4. 实训记录

记录提取结果

薄荷重量（g）	提取物重量（g）	提取率（%）

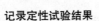

记录定性试验结果

鉴定项目	现　象	结论及理由
	薄荷油	
三氯化铁试液		
溴酚蓝试液		
氨性硝酸银试液		
2，4- 二硝基苯肼试液		
香草醛 - 浓硫酸试液		
碱性高锰酸钾试液		

记录薄层色谱结果

	样品
	薄荷油
原点至斑点中心的距离（cm）	
原点至展开前沿的距离（cm）	
Rf	

5．实训小结与讨论

6．实训思考

7．教师评语

教师签字 _____   年　月　日

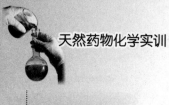

薄荷中挥发油类成分的提取、分离与检识实训考核

项目	操作评分		分值	得分
称重	1. 选择合适的天平		1	
	2. 放置平稳		1	
	3. 每次称重前先调准"0"		1	
	4. 选择适当容器作衬垫		1	
	5. 砝码放于盘中心		1	
	6. 用镊子或纸包住放砝码		1	
	7. 称取时瓶盖内向上放于台面		1	
	8. 称完后即盖上		1	
	9. 药匙应专一,每次用后洗净		1	
	10. 称样时慢慢添加,称多的试药不能放回原瓶		1	
	11. 称样正确,称重准确,节约用药		1	
	12. 保持天平、台面清洁		1	
	13. 称毕后清洁天平,并回"0"处于休止状态		1	
提取精制	1. 正确润湿浸泡薄荷		4	
	2. 正确选取合适的实验仪器		5	
	3. 正确进行蒸馏操作		8	
	4. 正确进行冷冻析晶操作		5	
	5. 正确进行过滤操作		5	
检识	1. 三氯化铁试液		5	
	2. 溴酚蓝试液		5	
	3. 氨性硝酸银试液		5	
	4. 2,4-二硝基苯肼试液		5	
	5. 香草醛-浓硫酸试液		5	
	6. 碱性高锰酸钾试液		5	
	7. 色谱检识	点样	5	
		展开	5	
		显色	5	
		Rf 值计算	5	
		观察并记录	10	
总分			100	

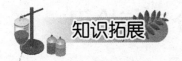　知识拓展

大孔吸附树脂在中药提取、分离纯化的应用

　　大孔树脂是 20 世纪 70 年代末发展起来的一类有较好吸附性能的有机高聚物吸附剂,最早用于废水处理、化工工业、分析化学、临床检定和治疗等领域。近年来大孔吸附树脂在天然药物化学成分的提取、分离纯化、制剂工艺改革、制剂质量分析等方面有了较广泛的应用研究,并明确显示出其独特的作用。利用大孔吸附树脂的多孔结构和选择性吸附功能可从中药提取液中分离精制有效成分或有效部位,最大限度地去粗取精,与中药制剂传统工艺比较,应用大孔吸附树脂技术所得提取物体积小、不吸潮、易制成外型美观地各种剂型,特别适用于颗粒剂、胶囊剂和片剂,改变了传统中药制剂的"粗、黑、大"现象,有利于中药制剂剂型的升级换代,促进了中药现代化研究的发展。

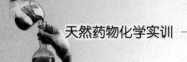

实训六　皂苷类成分的提取分离与检识

任务一　甘草中甘草皂苷类成分的提取、分离与检识

实训目标

1. 掌握从甘草中提取和分离甘草皂苷类成分。
2. 能用化学方法、薄层色谱技术检识皂苷类成分。

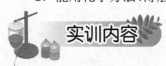

实训内容

一、相关知识

甘草是豆科植物甘草属甘草 *Glycyrrhiza uralensis* Fisch. 等的干燥根及根茎,具有补脾益气、清热解毒、祛痰止咳、缓急止痛、调和诸药等功效,用于脾胃虚弱、倦怠乏力、心悸气短、咳嗽痰多、脘腹及四肢挛急疼痛、痈肿疮毒、缓解药物毒性和烈性。

甘草主要成分有甘草皂苷(glycyrrhizin),含量 7% ~ 10%,另外还有黄酮类成分。甘草皂苷是酸性皂苷,故又称甘草酸,因其有甜味,又称甘草甜素,是一种非常有前景的全天然甜味剂。甘草皂苷水解所得苷元,又称甘草次酸。

甘草皂苷(甘草酸)　　　　　　　　甘草皂苷元(甘草次酸)

甘草皂苷为无色柱状结晶,易溶于热水,可溶于热稀乙醇,在冷水中溶解度较小,几乎不溶于无水乙醇或乙醚。甘草皂苷以钾盐或钙盐形式存在于甘草中,易溶于水,在水溶液中加稀酸即可游离析出甘草酸,此沉淀易溶于稀氨水中,故可作为甘草皂苷的提取方法。

二、任务所需材料

1. 仪器与设备 圆底烧瓶、三角烧瓶、玻璃漏斗、冷凝管、布什漏斗、抽滤瓶、试管、蒸发皿、量筒、水浴锅、循环水泵、电吹风、铁架台、电炉、石棉网、展开缸、点样毛细管、紫外灯、pH试纸、干燥箱。

2. 药品 甘草粗粉、浓硫酸、丙酮、KOH乙醇、冰醋酸、75%乙醇、醋酸、浓硫酸-醋酐、甘草皂苷、甲醇、氢氧化钠溶液、乙酸乙酯-醋酸-甲酸-水。

三、任务实施

（一）皂苷的提取

将甘草粗粉100 g加水煮沸提取3次,滤过,水提液浓缩至原体积的1/3,用浓硫酸调节至pH=3,放置,滤过,得棕色沉淀。60 ℃干燥,得甘草酸粗品。计算收率。

（二）皂苷的精制

甘草酸粗品加丙酮回流提取,丙酮液用KOH乙醇液调pH至弱碱性,析出甘草酸三钾盐晶体,将晶体干燥,并在冰醋酸中热溶,冷却,结晶,得出甘草单钾盐,用75%乙醇重结晶,得到精制的甘草酸单钾盐。

（三）皂苷的检识

1. 泡沫实验 取5 g甘草粉末,加水10 ml,煮沸10分钟后滤出水液,用力振摇1分钟,应产生多量泡沫,放置15分钟,泡沫量无变化。

2. Liebermann-Burchard反应 取甘草皂苷少许溶于醋酸中,加浓硫酸-醋酐（1∶20）数滴,可出现:黄-红-紫色,渐渐褪去。

（四）皂苷的薄层色谱鉴定

1. 点样

样品液:将精制的甘草皂苷加甲醇溶解,作为样品溶液（每1 ml含1 mg）,点样5μl。

对照品溶液:甘草皂苷对照品,加甲醇制成对照溶液（每1 ml含1 mg）,点样5μl。

2. 展开

吸附剂:1%氢氧化钠溶液制备的硅胶G板。100 ℃活化1小时后置干燥器中备用。

展开剂:乙酸乙酯-醋酸-甲酸-水（15∶1∶1∶2）。

显色剂:10%硫酸水溶液,在105 ℃加热至斑点显色清晰,置紫外灯（365 nm）下检识。

样品在对照品色谱对应的位置上,显相同颜色的荧光斑点。

四、注意事项

1. 粗甘草沉淀必须充分洗涤至中性,以免影响下一步提取。

2. 甘草酸粗品干燥时应经常翻动粉碎。

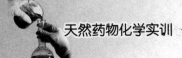

 思考题

1. 怎样从甘草中提取和分离皂苷？原理是什么？
2. 检识皂苷的化学方法还有哪些？写出本次实训中学习皂苷化学检识的体会。

 甘草中甘草皂苷类成分的提取、分离与检识实训报告

班级 _____ 姓名 _____ 学号 _____ 实训时间 _____ 成绩 _____

1．实训目的

2．实训原理

3．实训步骤

4．实训记录

记录提取结果

甘草粗粉重量（g）	提取物重量（g）	提取率（%）

记录定性试验结果

鉴定项目	现　象		结论及理由
	甘草皂苷		
泡沫实验			
Liebermann-Burchard 反应			

记录薄层色谱结果

	对照品溶液	试样溶液
	甘草皂苷	甘草皂苷
原点至斑点中心的距离（cm）		
原点至展开前沿的距离（cm）		
Rf		

5. 实训小结与讨论

6. 实训思考

7. 教师评语

教师签字 _____　　　　年　月　日

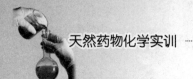

甘草中甘草皂苷类成分的提取、分离与检识实训考核

项目	操作评分		分值	得分
称 重	1. 选择合适的天平		1	
	2. 放置平稳		1	
	3. 每次称重前先调准"0"		1	
	4. 选择适当容器作衬垫		1	
	5. 砝码放于盘中心		1	
	6. 用镊子或纸包住放砝码		1	
	7. 称取时瓶盖内向上放于台面		1	
	8. 称完后即盖上		1	
	9. 药匙应专一,每次用后洗净		1	
	10. 称样时慢慢添加,称多的试药不能放回原瓶		1	
	11. 称样正确,称重准确,节约用药		1	
	12. 保持天平、台面清洁		1	
	13. 称毕后清洁天平,并回"0"处于休止状态		1	
提取精制	1. 正确润湿甘草药材粉末		5	
	2. 正确选取合适的实验仪器		5	
	3. 正确进行回流操作		5	
	4. 正确进行 pH 调节		5	
	5. 正确进行析晶操作		5	
	6. 正确进行干燥操作		5	
	7. 正确进行热溶处理		5	
	8. 正确进行抽滤操作		5	
	9. 正确进行重结晶操作		5	
检 识	1. 泡沫试验		6	
	2. Liebermann-Burchard 反应		6	
	3. 色谱检识	点样	5	
		展开	5	
		显色	5	
		Rf 值计算	5	
		观察并记录	10	
总 分			100	

任务二　穿山龙中甾体皂苷类成分的提取、分离与检识

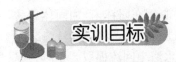

1. 掌握穿山龙中甾体皂苷类的提取方法。
2. 熟悉薯蓣皂苷及皂苷元的性质和检识方法。

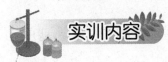

一、相关知识

穿山龙为薯蓣科薯蓣属植物穿龙薯蓣 *Dioscorea nipponica* Makino 的根茎,具有活血舒筋、祛痰截疟之功,用于治疗风寒湿痹、慢性气管炎、劳损扭伤、冠心病与心绞痛等。近代药理研究表明,穿山龙具有镇咳、祛痰、平喘、调节免疫和改善心血管功能等作用,其有效成分为甾体皂苷化合物。

穿山龙中甾体皂苷主要是薯蓣皂苷。薯蓣皂苷为针状结晶,熔点 275 ~ 277 ℃,可溶于甲醇、乙醇、醋酸,微溶于丙酮、戊酸,难溶于石油醚、苯,不溶于水。

薯蓣皂苷元为白色结晶性粉末,溶于一般有机溶剂和醋酸,不溶于水。在植物体内薯蓣皂苷元与葡萄糖、鼠李糖结合成薯蓣皂苷而存在。提取分离时,一般是先用稀酸将薯蓣皂苷水解成薯蓣皂苷元与单糖(葡萄糖、鼠李糖),因薯蓣皂苷元不溶于水,混存于植物残渣中,故可用有机溶剂直接从植物残渣中提取出薯蓣皂苷元。

薯蓣皂苷元

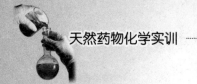

二、任务所需材料

1. 仪器与设备　圆底烧瓶、三角烧瓶、玻璃漏斗、冷凝管、布什漏斗、抽滤瓶、研钵、索氏提取器、滴管、试管、蒸发皿、量筒、水浴锅、循环水泵、电吹风、铁架台、电炉、石棉网、展开缸、点样毛细管、硅胶 CMC-Na 板、滤纸、pH 试纸。

2. 药品　穿山龙、95% 乙醇、石油醚、醋酐、吡啶、丙酮、三氯醋酸、浓硫酸、碳酸钠、活性炭。

三、任务实施

（一）薯蓣皂苷元的提取

取穿山龙粗粉 25 g，置 500 ml 圆底烧瓶中，加 8% 硫酸水 250 ml，然后直火加热（石棉网上），回流 3.5 小时。放冷，倒去酸水，加入水洗涤两次，然后再将药渣倒在研钵内，加固体碳酸钠粉末研磨，调 pH 至中性，水洗，过滤，滤渣研碎，低温干燥（不超过 80 ℃）。将干燥滤渣装入滤纸筒后置索氏提取器中，用石油醚（沸程 60 ～ 90 ℃）300 ml，在水浴上回流提取 3 小时。提取液经常压回收石油醚至 10 ～ 15 ml 时停止，用滴管将浓缩液转入 50 ml 锥形瓶中，冷却，析出结晶，抽滤，用少量新鲜石油醚洗涤二次，即得到薯蓣皂苷元粗品。

（二）薯蓣皂苷元的精制

粗品用 95% 乙醇加热溶解（色深可以加活性炭脱色），抽滤，滤液放置，析出结晶，滤出结晶，烘干，得薯蓣皂苷元精制品。

（三）薯蓣皂苷元的检识反应

1. 醋酐 - 浓硫酸试验　取薯蓣皂苷元结晶少许，加醋酐 - 浓硫酸试剂 2 ～ 3 滴，颜色变化为红→紫→蓝→绿→污绿色。

2. 氯仿 - 浓硫酸试验　取薯蓣皂苷元结晶少许，用氯仿 1 ml 溶解，加入浓硫酸 1 ml 后，氯仿层呈红色或蓝色，硫酸层有绿色荧光。

3. 三氯醋酸试验　取薯蓣皂苷元结晶少许，置于干燥试管中，加等量固体三氯醋酸，于 60 ～ 70 ℃恒温水浴中加热，数分钟后颜色变化为红→紫色。

（四）薯蓣皂苷元的薄层检识

1. 点样

样品液：自制薯蓣皂苷元精制品乙醇溶液。

对照品液：薯蓣皂苷元标准品乙醇溶液。

2. 展开

吸附剂：硅胶 CMC-Na 薄层板。

展开剂：石油醚∶乙酸乙酯（7∶3）。

3. 显色

硅胶板吹干后，均匀喷以 15% 硫酸乙醇液，电吹风加热，斑点显紫红色→灰褐色。

四、注意事项

1. 穿山龙经酸水解后，应充分洗涤至中性，以免烘干时炭化。

2．使用索氏提取器回流提取前，烧瓶内要加止爆剂。

3．干燥水解后的原料时，应注意压散团块和经常翻动，以便缩短干燥时间。

4．石油醚极易挥发和燃烧，必须用水浴加热，水浴温度不宜过高，能使石油醚微沸即可，并应加大冷凝流速，以便冷凝完全。

思考题

1．使用索氏提取器有什么优点？应注意哪些问题？

2．薯蓣皂苷与薯蓣皂苷元在理化性质上有哪些不同之处？如何鉴别它们？

穿山龙中甾体皂苷类成分的提取、分离与检识实训报告

班级 ＿＿＿＿＿＿　　姓名 ＿＿＿＿＿＿　　学号 ＿＿＿＿＿＿　　实训时间 ＿＿＿＿＿＿　　成绩 ＿＿＿＿＿＿

1．实训目的

2．实训原理

3．实训步骤

4．实训记录

记录提取结果

穿山龙粗粉重量（g）	提取物重量（g）	提取率（%）

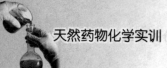
记录定性试验结果

鉴定项目	现 象	结论及理由
	颜色变化	
醋酐 - 浓硫酸试验		
氯仿 - 浓硫酸试验		
三氯醋酸试验		

记录薄层色谱结果

	对照品溶液	试样溶液
	薯蓣皂苷元	薯蓣皂苷元
原点至斑点中心的距离（cm）		
原点至展开前沿的距离（cm）		
Rf		

5. 实训小结与讨论

6. 实训思考

7. 教师评语

教师签字 _____ 年 月 日

穿山龙中甾体皂苷类成分的提取、分离与检识实训考核

项　目	操作评分		分值	得分
称　重	1．选择合适的天平		1	
	2．放置平稳		1	
	3．每次称重前先调准"0"		1	
	4．选择适当容器作衬垫		1	
	5．砝码放于盘中心		1	
	6．用镊子或纸包住放砝码		1	
	7．称取时瓶盖内向上放于台面		1	
	8．称完后即盖上		1	
	9．药匙应专一，每次用后洗净		1	
	10．称样时慢慢添加，称多的试药不能放回原瓶		1	
	11．称样正确，称重准确，节约用药		1	
	12．保持天平、台面清洁		1	
	13．称毕后清洁天平，并回"0"处于休止状态		1	
提取精制	1．正确润湿穿山龙粉末		4	
	2．正确选取合适的实验仪器		5	
	3．正确进行回流操作		5	
	4．正确进行洗涤操作		5	
	5．正确进行 pH 调节		5	
	6．正确进行抽滤操作		4	
	7．正确进行回收操作		5	
	8．正确进行趁热抽滤操作		5	
	9．正确进行干燥处理		4	
检　识	1．醋酐 - 浓硫酸试验		5	
	2．氯仿 - 浓硫酸试验		5	
	3．三氯醋酸试验		5	
	4．色谱检识	点样	5	
		展开	5	
		显色	5	
		Rf 值计算	5	
		观察并记录	10	
总　分			100	

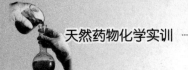
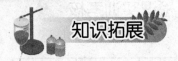

连续逆流提取技术

连续逆流提取也被称为连续动态逆流提取,是通过多个提取单元之间物料和溶剂的合理的浓度梯度排列和相应的流程配置,结合物料的粒度、提取单元组数、提取温度和提取溶媒用量,循环组合,对物料进行提取的一种新的中药提取技术。在提取过程中,物料和溶剂同时做连续相向的逆流运动,物料在运动过程中不断改变与溶剂的接触情况,有效改善了提取状态,可以显著提高提取效率。该提取工艺设计原理是利用固液两相的浓度梯度差,逐级将药料中有效成分扩散至起始浓度相对较低的套提溶液中,达到最大限度转移物料中溶解成分的目的。

利用连续逆流提取技术确保了各提取单元的物料与溶剂始终保持较大的有效成分浓度差,大大增加提取推动力,加快提取速率,提高最终溶剂有效成分的浓度,降低后续浓缩能耗,同时可有效地控制料渣中有效成分的含量,确保物料中的有效成分被提净,具有有效成分提取率高的优点。每个提取单元中的溶剂参与对所有罐内药材的提取,通过循环,大大降低了溶剂的绝对用量。

实训七　中药中其他类型成分的提取分离与检识

任务一　五倍子中鞣质成分的提取、分离与检识

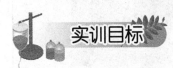

实训目标

1. 掌握五倍子鞣质的提取分离的原理和方法。
2. 能够熟练运用化学法检识五倍子鞣质。
3. 熟悉离子交换树脂的原理、预处理和应用。

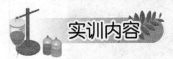

实训内容

一、相关知识

五倍子为漆树科植物盐肤木 *Rhus chinensis* Mill.、青麸杨 *Rhus potaninii* Maxim. 或红麸杨 *Rhus punjabensis Stew.var.sinica*（Diels）Rehd.et Wils. 叶上的虫瘿，主要由五倍子蚜 *Melaphis chinensis*（Bell）Baker 寄生而形成。按外形分角倍与肚倍，我国大部分地区均有分布，主产于四川，角倍的产量大，肚倍的质量佳。五倍子具有敛肺降火、涩肠止泻、敛汗、止血、收湿敛疮等功效，用于肺虚久咳、肺热痰嗽、久泻久痢、盗汗、消渴、便血痔血以及外伤出血、痈肿疮毒、皮肤湿烂。

五倍子中主要化学成分为五倍子鞣质，含量为 60% ～ 70%，其他含有没食子酸 2% ～ 3%、脂肪、树脂和蜡质等。

五倍子鞣质（gallotannin）为混合物，由 1 分子 D- 葡萄糖与 6 ～ 8 分子没食子酸缩合形成，属 β- 苷键衍生物。浅黄白色或浅棕色无定形粉末，或为疏松有光泽的鳞片，或为海绵状块，有微弱特殊臭味，涩舌，极易溶于甘油，易溶于水、乙醇或稀乙醇，几乎不溶于乙醚、苯、氯仿、石油醚。

二、任务所需材料

1. 仪器与设备　烧杯、抽滤装置、量筒、玻璃棒、试管、试管架、滤纸、pH 试纸、薄层层析板、电热套、恒温电热水浴锅、托盘天平、真空干燥箱。

2. 试药　五倍子粗粉、732 型阳离子交换树脂、活性炭、6 mol/L 盐酸、6 mol/L 氢氧化钠溶液、乙醇、$FeCl_3$ 试液、铁氰化钾氨溶液、4% 明胶溶液。

三、任务实施

（一）五倍子鞣质提取分离

1．称取五倍子粗粉 10 g，置 300 ml 烧杯中，加入 4 倍量的水，在温度 40～50 ℃水浴中浸渍 12 小时后减压抽滤，滤液冷至 5～8 ℃，加 0.1 g 活性炭脱色，再过滤，得粗提液。	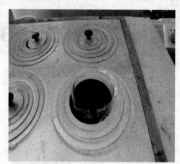 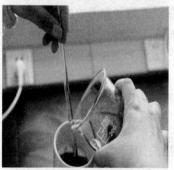
2．称取 732 型阳离子交换树脂 30 g，放入 500 ml 烧杯中，加入蒸馏水洗涤，直至水无浑浊产生，装柱，用 6 mol/L 盐酸和氢氧化钠溶液每次 200 ml 按酸→水→碱→水→酸→水处理阳离子树脂。将粗提液缓慢通过树脂柱，得交换液。	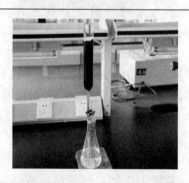
3．减压浓缩交换液至原体积的 1/3，缓慢倒入 2 倍量的 90%～95% 的乙醇中，搅拌，减压抽滤，浓缩滤液，浓缩物真空低温干燥。	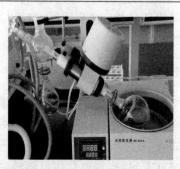

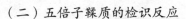

（二）五倍子鞣质的检识反应

1．取五倍子鞣质少量于试管中，加水溶解，滴加 $FeCl_3$ 试液，观察并记录现象。	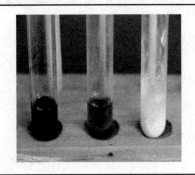
2．取五倍子鞣质少量于试管中，加水溶解，滴加铁氰化钾氨溶液，观察并记录现象。	
3．取五倍子鞣质少量于试管中，加水溶解，滴加 4% 明胶溶液，观察并记录现象。	

四、注意事项

1．浸渍的温度不宜过高，温度可能使鞣质聚集成颗粒，影响提取得率。

2．五倍子粉碎成细粉，更有利于鞣质的溶出。

3．粗提取液通过阳离子交换树脂柱时，速度不宜太快，一般每分钟 $2 \sim 5$ ml，速度快交换不彻底。

 思考题

1．粗提液通过阳离子交换树脂的目的是什么？

2．五倍子鞣质提取物为何在低温真空干燥？

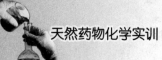

五倍子中鞣质成分的提取、分离与检识报告

班级 ＿＿＿＿＿＿　姓名 ＿＿＿＿＿＿　学号 ＿＿＿＿＿＿　实训时间 ＿＿＿＿＿＿　成绩 ＿＿＿＿＿＿

1. 实训目的

2. 实训原理

3. 实训步骤

4. 实训记录

记录提取结果

五倍子重量（g）	提取物重量（g）	提取率（%）

记录定性试验结果

鉴定项目	现象	结论及理由
	五倍子鞣质	
FeCl₃ 溶液		
铁氰化钾氨溶液		
4% 明胶溶液		

5. 实训小结与讨论

6. 实训思考

7. 教师评语

教师签字 ＿＿＿＿＿＿　　　年　　月　　日

五倍子中鞣质成分的提取、分离与检识考核

项目	操作评分	分值	得分
称重	1. 选择合适的天平	2	
	2. 放置平稳	1	
	3. 每次称重前先调准"0"	2	
	4. 选择适当容器作衬垫	2	
	5. 砝码放于盘中心	2	
	6. 用镊子或纸包住放砝码	2	
	7. 称样正确,称重准确,节约用药	2	
	8. 保持天平、台面清洁	1	
	9. 称毕后清洁天平,并回"0"处于休止状态	1	
提取精制	1. 正确加入水量	5	
	2. 正确时间浸渍药材	5	
	3. 正确进行抽滤操作	5	
	4. 正确脱色操作	5	
	5. 正确预处理离子交换树脂和装柱	10	
	6. 正确进行离子交换	10	
	7. 正确加入乙醇量	10	
	8. 正确进行减压浓缩并至规定量	10	
	9. 正确进行干燥处理	5	
检识	1. $FeCl_3$ 溶液	5	
	2. 铁氰化钾氨溶液	10	
	3. 4% 明胶溶液	5	
总分		100	

任务二 金银花中有机酸类成分的提取、分离与检识

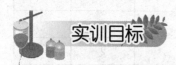

实训目标

1. 掌握绿原酸的提取分离的原理和方法。
2. 能够熟练运用化学法检识绿原酸。
3. 熟悉绿原酸的性质。

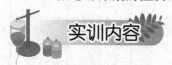

实训内容

一、相关知识

金银花为忍冬科植物忍冬 *Lonicera japonica* Thunb. 的干燥花蕾或带初开的花。夏初花开前采收，主产于河南、山东等地，河南省密县产金银花为"密银花"，质量较好。金银花具有清热解毒、疏散风热的功效。主治痈肿疔疮、喉痹、丹毒、热毒血痢、风热感冒、温病发热。

金银花中主要化学成分绿原酸和少量的异绿原酸，此外，尚有挥发油（主要为芳樟醇、香叶醇、丁香醇等）、黄酮苷类（如木犀草素 -7- 葡萄糖苷）、三萜及无机元素等。

绿原酸（chlorogenic acid）即 3- 咖啡酰奎宁酸，为一分子咖啡酸与一分子奎宁酸结合成的酯。具有较强的酸性，能使石蕊试纸变红，可与 $NaHCO_3$ 成盐，其半水合物为针状结晶，110 ℃变为无水化合物，mp208 ℃，$[\alpha]$：$-35.2°$（C=2.8）。可溶于水，易溶于热水、乙醇及丙酮，极微溶于醋酸乙酯。《中国药典 2010》规定以金银花干燥品计算，含绿原酸不得少于 1.5%。绿原酸化学结构式如下：

绿原酸

二、任务所需材料

1. 仪器与设备　圆底烧瓶、烧杯、抽滤装置、量筒、玻璃棒、pH 试纸、紫外灯、色谱缸、试管、试管架、滤纸、薄层层析板、托盘天平、旋转蒸发仪、电热套、磁力搅拌器、电恒温数显干燥箱。

2. 试药　金银花粗粉、石灰乳、50% 硫酸、盐酸、乙醇、40% 氢氧化钠、正丁醇、三氯甲烷。

三、任务实施

（一）绿原酸提取

1. 称取金银花粗粉 30 g，置 1 000 ml 圆底烧瓶中，加入 15 倍量的蒸馏水，浸泡 30 分钟。 2. 将圆底烧瓶放入电热套中煎煮 1 小时，趁热过滤，滤渣再加 10 倍量的水煎煮 30 分钟，趁热过滤，合并两次滤液。	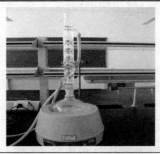
3. 趁热将滤液减压浓缩至药材量的 4～5 倍，缓缓加 20% 石灰乳至 pH 10 左右，静置 20 分钟，减压抽滤得沉淀物。	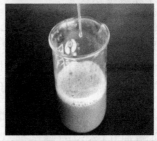
4. 沉淀物加入 300 ml 的烧杯中，加 2 倍量的乙醇混悬，在充分搅拌下滴加 50% 硫酸至 pH 3 左右，产生沉淀，减压抽滤。	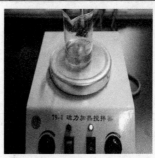 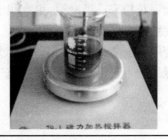

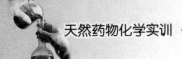

5. 滤液滴加 40% 氢氧化钠溶液调至 pH 6～7,减压回收乙醇。加 2～3 倍水中,用盐酸调至 pH 2～3,以正丁醇萃取 2～3 次。	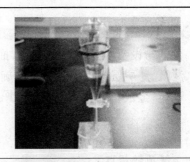
6. 正丁醇萃取液中逐渐加入三氯甲烷,至沉淀完全,减压抽滤,真空干燥。	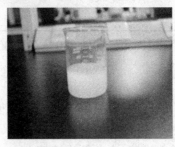

（二）绿原酸检识反应

1. pH 试纸实验 称取 0.1 g 绿原酸,放入试管中,加入 5 ml 蒸馏水溶解,用玻璃棒蘸取少量在 pH 试纸上,观察并记录现象。	
2. 溴酚蓝实验 将有机酸的提取液滴在滤纸上,再滴加 0.1% 溴酚蓝试剂,观察并记录现象。	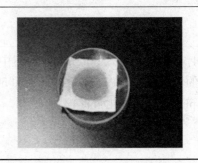

四、注意事项

1. 金银花粉末适当浸泡,更有利于有效成分的提取。
2. 在煎煮时保持微沸即可。
3. 使用石灰乳调节 pH 时,不宜过大,碱性越强,使得绿原酸分解加快,提取得率越低。
4. 绿原酸不是很稳定,温度和空气中的氧使其分解氧化,在干燥时,宜低温真空。

思考题

1. 采用煎煮法提取绿原酸原理是什么？是否可以采用其他溶剂提取？
2. 调节乙醇 pH 时,使用的是 50% 硫酸,能否用盐酸代替？
3. 在正丁醇萃取液中加入三氯甲烷分离绿原酸,是应用的哪种分离方法？

 金银花中绿酸的提取、分离与检识实训报告

班级 _____　姓名 _____　学号 _____　实训时间 _____　成绩 _____

1. 实训目的

2. 实训原理

3. 实训步骤

4. 实训记录

记录提取结果

金银花粗粉重量（g）	提取物重量（g）	提取率（%）

记录定性试验结果

鉴定项目	现　象	结论及理由
	绿原酸	
pH 试纸实验		
溴酚蓝实验		

5. 实训小结与讨论

6. 实训思考

7. 教师评语

教师签字 _____　　　年　月　日

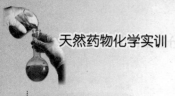

 金银花中绿酸的提取、分离与检识实训考核

项目	操作评分	分值	得分
称 重	1. 选择合适的天平	2	
	2. 放置平稳	1	
	3. 每次称重前先调准"0"	2	
	4. 选择适当容器作衬垫	2	
	5. 砝码放于盘中心	2	
	6. 用镊子或纸包住放砝码	2	
	7. 称样正确,称重准确,节约用药	2	
	8. 保持天平、台面清洁	1	
	9. 称毕后清洁天平,并回"0"处于休止状态	1	
提取 精制	1. 正确浸泡药材粉末	10	
	2. 正确安装电热套和煎煮操作	10	
	3. 旋转蒸发仪正确操作	10	
	4. 正确进行抽滤操作	5	
	5. 正确使用磁力搅拌器	5	
	6. 正确进行萃取	10	
	7. 正确进行 pH 调节	10	
	8. 正确加入三氯甲烷	5	
	9. 正确进行干燥处理	5	
检 识	1. pH 试纸实验	5	
	2. 溴酚蓝实验	10	
总 分		100	

任务三 黄芪中多糖类成分的提取、分离与检识

实训目标

1. 掌握黄芪多糖的提取分离的原理和方法。
2. 能够熟练运用化学法和色谱法检识黄芪多糖。
3. 熟悉黄芪多糖的性质

实训内容

一、相关知识

黄芪为豆科植物蒙古黄芪 *Astragalus membranaceus*（Fisch.）Bge. var.*mongholicus*（Bge.）Hsiao. 或膜荚黄芪 *Astragalus membranaceus*（Fisch.）Bge. 的干燥根。春秋二季采挖，除去须根和根头。主产于山西、甘肃、黑龙江、内蒙古等地。黄芪具有补气升阳、固表止汗、利水消肿、生津养血、行滞通痹、托毒排脓、敛疮生肌等功效。用于气虚乏力、食少便溏、中气下陷、久泻脱肛、便血崩漏、表虚自汗、气虚水肿、内热消渴、血虚萎黄、半身不遂、痹痛麻木、痈疽难溃、久溃不敛等。

黄芪的主要成分是皂苷类、黄酮类和多糖类，其中多糖类有葡聚糖 AG-1、AG-2 及两种杂糖 AH-1、AH-2 等。AG-1 为水溶性多糖，确定为 α（1 → 4）（1 → 6）葡聚糖，AH-1 为水溶性，水解后纸层析检出半乳糖醛酸、葡萄糖醛酸、葡萄糖、鼠李糖及阿拉伯糖等。

二、任务所需材料

1. 仪器与设备 圆底烧瓶、烧杯、抽滤装置、量筒、玻璃棒、色谱缸、试管、试管架、滤纸、胶头滴管、托盘天平、球形冷凝管、旋转蒸发仪、电热套、真空干燥箱。
2. 试药 黄芪粗粉、2% a- 萘酚、硫酸、碱性酒石酸铜试液、乙醇、正丁醇、三氯甲烷。

三、任务实施

（一）黄芪多糖提取分离

1. 称取黄芪粗粉 50 g，置 1 000 ml 圆底烧瓶中，加入 8 倍量的蒸馏水，浸泡 1 小时。 2. 将圆底烧瓶放入电热套中回流提取 2 小时，减压过滤，滤渣再加 5 倍量的水回流提取 2 小时，过滤，合并两次滤液。	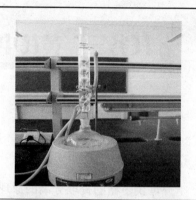
3. 将滤液减压浓缩至 50 ml，加乙醇使浓度达 60%，静置过滤。	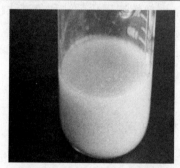
4. 沉淀加水溶解，过滤，水溶液减压浓缩至 50 ml，再加乙醇使浓度达 80%，低温静置，过夜，倾出上清液。	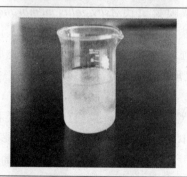
5. 沉淀加入乙醇搅拌，过滤，醇洗，真空干燥。	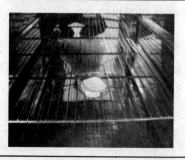

（二）黄芪多糖的检识反应

1. Molisch 反应　取该品 50～100 mg，加水 5 ml，使完全溶解后，加 2% a- 萘酚乙醇溶液 3 滴，摇匀后，沿试管壁缓缓加硫酸 0.5～1 ml，观察并记录现象。	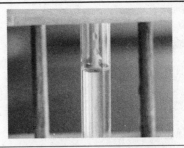
2. 取该品约 10 mg，加水 2 ml 使完全溶解，浸没滴入温热的碱性酒石酸铜试液中，水浴加热 15～20 分钟，观察并记录现象。	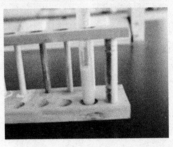

四、注意事项

1. 回流提取过程中，只要保持微沸腾即可。
2. 减压浓缩时，浓缩液的量不宜太多，耗费乙醇，降低提取率。
3. Molisch 反应中，滴加硫酸注意安全。

 思考题

1. 黄芪多糖的精制为什么采用乙醇分级沉淀？
2. 黄芪多糖提取物如何与蛋白质进行分离？

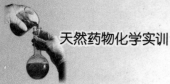

黄芪多糖提取、分离与检识实训报告

班级 _____ 姓名 _____ 学号 _____ 实训时间 _____ 成绩 _____

1. 实训目的

2. 实训原理

3. 实训步骤

4. 实训记录

记录提取结果

黄芪粗粉重量（g）	提取物重量（g）	提取率（%）

记录定性试验结果

鉴定项目	现　象	结论及理由
	黄芪多糖	
Molisch 反应		
碱性酒石酸铜		

5. 实训小结与讨论

6. 实训思考

7. 教师评语

教师签字 _____ 　　年　月　日

黄芪中黄芪多糖的提取、精制与检识实训考核

项目	操作评分	分值	得分
称重	1. 选择合适的天平	2	
	2. 放置平稳	1	
	3. 每次称重前先调准"0"	2	
	4. 选择适当容器作衬垫	2	
	5. 砝码放于盘中心	2	
	6. 用镊子或纸包住放砝码	2	
	7. 称样正确,称重准确,节约用药	2	
	8. 保持天平、台面清洁	1	
	9. 称毕后清洁天平,并回"0"处于休止状态	1	
提取 精制	1. 正确加入水量	10	
	2. 正确浸泡药材粉末	10	
	3. 正确安装电热套和回流操作	10	
	4. 旋转蒸发仪正确操作	5	
	5. 正确进行抽滤操作	10	
	6. 正确调整两次乙醇浓度	10	
	7. 正确加水溶解	10	
	8. 正确过滤洗涤	5	
	9. 正确进行干燥处理	5	
检识	1. Molisch 反应	5	
	2. 碱性酒石酸铜	5	
总分		100	

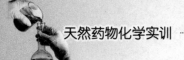

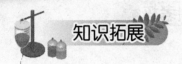

膜分离技术及其在中药提取分离中的应用

膜分离技术在中药研究中的应用始于 20 世纪 90 年代初,其用途主要集中在药液的澄清、精制和浓缩 3 个方面。膜分离技术是以选择性的透过膜为分离递质,当膜两侧存在一定的电位差、浓度差或者压力差时,原料一侧的组分就会选择性地透过膜,从而达到分离、纯化的目的。研究表明膜分离技术在中药成分分离纯化中的应用主要有三大功能,即截留大分子杂质、滤除小分子物质和脱水浓缩。该技术具有可常温操作、分离过程不发生相变化(除渗透汽化外)、能耗低、分离系数较大等特点,所以,它可以部分取代传统的过滤、吸附、冷凝、重结晶、蒸馏和萃取等经典的物理和化学的分离技术。在中药成分分离过程中,由于中药提取液中含有较多的固体杂质和较大相对分子质量的胶体等,直接用膜分离技术便会造成膜的污染,降低膜的使用寿命。因此,在使用分离膜前要对提取液进行预处理。

实训八　天然药物化学活性成分研究

任务　天然药物化学成分预试实验

实验目的

1. 了解天然药物化学成分预实验的意义,学习预实验的原理和方法。
2. 掌握常见天然药物化学成分的鉴别原理及鉴别技术。
3. 根据预实验的方法及结果,判断检品中所含化学成分。
4. 认真做好预实验记录,正确书写实验报告。

实训原理

　　预实验主要有两类方法:一类是单项试验法即根据工作需要,有重点地检查其某类成分;另一类是系统预试法,即对中草药中各类成分进行比较全面的定性检查。

　　预实验的结果一般只能作为参考,这是由于有些定性试验不是某类化学成分的特效、专一反应,同时在进行试验时,几种化学成分之间会发生相互干扰,使反应结果呈假阳性,故常须对某些类型化学成分进一步做层析法(TLC 或 PC)检查,才能进一步作出较恰当的判断。

实训材料

　　本实验根据各类成分鉴别的具体需要,选择有代表性的各类成分或含相应成分的药材,根据实验具体要求进行准备。需要鉴别天然药物化学成分主要类型有:生物碱、黄酮、蒽醌、香豆素、强心苷、皂苷、挥发油、油脂、有机酸、糖、苷、氨基酸、蛋白质、鞣质等。

实训内容

一、预实验溶液的制备

　　1. 水提取液　称取样品粗粉 5 g,置于 100 ml 的三角烧瓶中,加蒸馏水 50 ～ 60 ml 室温浸泡过夜。过滤出约 20 ml 滤液供检查氨基酸、多肽、蛋白质用。剩余的冷水浸泡液连同滤渣

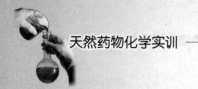

于水浴上 60℃左右热浸半小时,趁热过滤,滤液供检查糖、多糖、有机酸、皂苷、苷类、酚类、鞣质等成分用。

2. 乙醇提取液　另称取样品粗粉 10 g,置于 250 ml 圆底烧瓶中,加 95% 乙醇 100 ml,于水浴上加热回流 1 小时,稍冷后加入蒸馏水使其含醇量为 70%,冷至室温,过滤,滤液转移至分液漏斗中。用 100 ml 石油醚(60 ～ 90 ℃)分两次萃取,每次用石油醚 50 ml,以除去叶绿素等,分出下层乙醇提取液,浓缩至 40 ～ 50 ml,加 95% 乙醇 50 ml 溶解后过滤,滤液供检查黄酮、蒽醌、香豆素、萜类、甾体化合物、内酯化合物、强心苷、有机酸、酚类、鞣质等成分用。

3. 酸性乙醇提取液　称取样品粗粉 2 g,加 0.5% 硫酸的乙酸溶液 10 ml,于水浴上加热回流 10 分钟,过滤,滤液供检查生物碱用。

4. 石油醚提取液　称取样品粗粉 1 g,加入石油醚(60 ～ 90 ℃)10 ml,滤液供检查挥发油、油脂、萜类、甾体化合物等成分用。

二、各类成分的鉴定

1. 挥发油和油脂

(1) 油斑试验:取石油醚提取液滴于滤纸片上,如油斑在室温下可挥发不留痕迹,即表示可能有挥发油;如油斑不消失,即表示有油脂类。

(2) 磷钼酸试验:取石油醚提取液滴于滤纸片上,喷洒 25% 磷钼酸乙醇液,115 ～ 118 ℃加热 2 分钟,如斑点呈蓝色,背景为黄绿色或藏青色,即表示有油脂、三萜及甾醇类。

(3) 香草醛 - 硫酸试验:取石油醚提取液滴于滤纸片上,喷洒香草醛 60% 硫酸试剂,如斑点呈红、蓝、紫等各种颜色,即表示可能有挥发油、萜类和甾醇类。

2. 蒽醌类

(1) 碱液试验(Borntrager 反应):取乙醇提取液 1 ml,加入 10% 氢氧化钠水溶液 1 ml,如反应液呈红色,再加入 30% 过氧化氢 5 滴,加热后,红色不消退,用 5% 盐酸后,如红色消退,即表示有蒽醌及其苷类。

(2) 醋酸镁反应:取乙醇提取液 1 ml,加 1% 醋酸镁甲醇溶液 1 ～ 2 滴,如反应液呈红色,即表示有蒽醌及其苷类。

(3) 硼酸溶液试验:取乙醇提取液滴于滤纸片上,待干燥后,喷洒 1% 硼酸水溶液,如斑点呈橙黄色或红色,且于紫外灯下检视有荧光,即表示有蒽醌及其苷类。

3. 香豆素

(1) 荧光试验:羟基香豆素类的极稀水溶液发生蓝色荧光,加氨后呈黄色荧光。

(2) 异羟肟酸铁反应:取 1 N 盐酸羟胺甲醇液 0.5 ml,置于小试管中,加试液数滴,加 2 N 氢氧化钾甲醇液使溶液呈碱性,在水浴上煮沸 2 分钟,冷却后滴加 5% HCl 使溶液呈酸性,加 1% $FeCl_3$ 溶液 1 ～ 2 滴,若出现紫红色,表现有香豆素或其他酯类化合物。

(3) 取试品的乙醇液 2 ml,加 1% NaOH 液 1 ml,于沸水浴上加热 10 分钟(若有沉淀过滤除去),于澄明液中加 2% HCl 液酸化后,溶液变混浊,为内酯、香豆素类反应。

4. 黄酮类

(1) 盐酸 - 镁粉反应:取乙醇提取液 1 ml,加入镁粉少许,再加入浓盐酸 2 ～ 3 滴(必要时水浴加热),如反应液或产生的泡沫显红→紫红色,即表示可能有黄酮类化合物。

(2)三氯化铝反应:取乙醇提取液滴于滤纸片上,待干燥后,喷洒 1% 三氯化铝乙醇溶液,如斑点呈黄色,于紫外灯下检视呈明显的黄色或黄绿色荧光,即表示可能有黄酮类化合物。

(3)氨熏试验:取乙醇提取液滴于滤纸片上,待干燥后,置于浓氨水瓶上熏半分钟,如斑点显黄色或黄色加深,当滤纸片离开氨蒸气数分钟后,黄色减弱或消褪;另将氨熏后的滤纸置于紫外光灯下检视,斑点呈黄色荧光,即表示可能有黄酮类化合物。

5. 强心苷类

(1)3,5-二硝基苯甲酸反应(Kedde 反应):取乙醇提取液 1 ml,加 3,5-二硝基苯甲酸试剂 3～4滴,如反应液呈红色或紫色,即表示可能有强心苷。

(2)碱性苦味酸反应(Baljet 反应):取乙醇提取液 1 ml,加碱性苦味酸试剂 1～2滴,如反应液呈橙色或红色,即表示可能有强心苷。

(3)亚硝酸铁氰化钠反应(Legal 反应):取乙醇提取液 1 ml,置于小瓷蒸发皿中,于水浴上蒸干,残留物加吡啶 1 ml 溶解,再加 0.3% 亚硝酸铁氰化钠溶液 4～5滴,混匀,再加入 10% 氢氧化钠溶液 1～2滴,混匀,如反应液呈红色,且颜色又逐渐消褪,即表示可能有强心苷。

6. 甾体和三萜皂苷

(1)皂苷泡沫试验:取试品的中性或弱碱性热水溶液 2 ml,用力振摇 1 分钟,如产生多量泡沫,放置 10 分钟后泡沫没有显著消失即表明含有皂苷成分。

另取两支试管,各加试品热水溶液 1 ml,一管内加 5% NaOH 液 2 ml,另一管加入 5% 盐酸溶液 2 ml,将两试管用力振摇 1 分钟观察两管出现泡沫情况,如两管的泡沫高度相似,表明为三萜皂苷,如含碱液管比含酸液管的泡沫高达数倍,表明有团体皂苷。

(2)浓硫酸醋酐反应(Liebemann-Burchard 反应):取试品少许置白瓷板上,加入醋酐 2～3滴,沿白瓷板加入一微滴(用毛细管加入)浓硫酸,交界面出现红色,渐变为紫-蓝-绿色等,最后退色(三萜皂苷最后变蓝,甾体皂苷最后变绿色)。

(3)氯仿-浓硫酸试验(Salkowshi 反应):将 2 ml 试品的氯仿液,置于试管中,沿管壁滴加浓流酸 2 ml,氯仿层出现红色,硫酸层有绿色荧光(如试品不是氯仿溶液,则需将其蒸干,再加 2 ml 氯仿溶解)。

7. 有机酸

(1)pH 试纸试验:取热水提取液及乙醇提取液,分别用 pH 试纸检查其 pH,如呈酸性,即表示可能有游离羧酸或酚性化合物。

(2)溴酚蓝试验:取乙醇提取液滴于滤纸片上,待干燥后,喷洒 0.1% 溴酚蓝的 70% 乙酸溶液,如在蓝色背景上显黄色斑点,即表示可能有有机酸。若斑点不明显,可再喷洒氨水,然后暴露在盐酸蒸气中,背景逐渐由蓝色变黄色,而有机酸斑点仍显蓝色。溴酚蓝变色范围是:3.0(黄色)～4.6(紫色)。

(3)溴甲酚绿试验:取乙醇提取液滴于滤纸片上,等干燥后,喷洒 0.04% 溴甲酚绿乙醇溶液,如蓝色背景上显黄色斑点,即表示可能有有机酸。溴甲酚绿变色范围是:3.8(黄色)～5.4(蓝色)。

8. 生物碱　取乙醇提取液先用稀氨水调至中性,再于水浴上蒸干,残渣加 5% 硫酸 5 ml

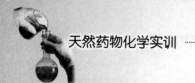

溶解后,过滤,滤液供以下实验用。

（1）碘化铋钾试验：取滤液 1 ml,加入碘化铋钾试剂 1～2 滴,如有橘红色沉淀产生,即表示可能有生物碱。

（2）碘化汞钾试验：取滤液 1 ml,加入碘化汞钾试剂 1～2 滴,如有浅黄色或白色沉淀产生,即表示可能有生物碱。

（3）硅钨酸试验：取滤液 1 ml,加入硅钨酸试剂 1～2 滴,如有浅黄色或灰白色沉淀产生,即表示可能有生物碱。

9. 蛋白质、多肽及氨基酸

（1）加热沉淀试验：取冷水浸液 1 ml,加热煮沸,如产生浑浊或沉淀,即表示可能有蛋白质。

（2）双缩脲试验：取冷水浸液 1 ml,加入 10% 氢氧化钠水溶液 2 滴,摇匀,再滴加 0.5% 硫酸铜水溶液 1～2 滴,摇匀,如显红色、红紫色或紫色,即表示可能有多肽、蛋白质。

（3）茚三酮试验：取冷水浸液 1 ml,加入 0.2% 茚三酮乙醇溶液 2～3 滴,摇匀,于沸水浴中加热 5 分钟,冷却后,如显蓝色或蓝紫色,即表示可能有氨基酸、多肽和蛋白质。

（4）吲哚醌试验：取冷水浸液滴于滤纸片上,干燥后,喷洒吲哚醌试剂,于 120 ℃加热 5 分钟,若斑点显各种颜色,即表示可能有氨基酸。

10. 检查还原糖、多糖和苷类

（1）斐林反应：取热水提取液 1 ml,加入新配制的斐林（Fehling）试剂 4～5 滴,在沸水浴上加热 5 分钟,如产生砖红色沉淀,即表示有还原糖或其他还原性物质。若现象不明显,可另取热水提取液 4 ml,加入 10% 盐酸 1 ml 于水浴上加热 10 分钟使其水解,冷却后,若有沉淀应过滤,然后加入 5% 氢氧化钠水溶液调至中性,再加入斐林试剂 1 ml 于沸水浴上加热 5 分钟,如产生砖红色沉淀,即表示可能有多糖或苷类。

（2）α-萘酚试验：取热水提取液 1 ml,加入 5%α-萘酚乙醇液 2～3 滴,摇匀,沿试管壁缓缓加入浓硫酸 1 ml,在试液与硫酸的交界面产生紫色或紫红色环,即表示有糖类,多糖或苷类。

（3）多糖的试验：取热水提取液 5 ml,于水浴上蒸发至 1 ml,再加入 95% 乙醇 5 ml,若生沉淀,过滤,用少量乙醇洗涤沉淀,再将沉淀溶于 3 ml 水中,加入 10% 盐酸 1 ml,于水浴上加热 10 分钟使其水解,冷却后,加 5% 氢氧化钠水溶液调至中性,然后加入斐林试剂 1 ml,于沸水浴上加热 5 分钟,如产生砖红色沉淀,即表示有多糖。

11. 酚类和鞣质

（1）三氯化铁试验：取检品的水溶液 1 ml,加三氯化铁试液 1～2 滴,呈现绿色、污绿色、蓝黑色或暗紫色（可水解鞣质显蓝-蓝黑色,缩合鞣显绿色-污绿色）。鞣质均是多羟基酚的衍生物,即多元酚,能和三价铁离子发生颜色反应生成复杂的络盐。

（2）明胶试验：取热水提取液 1 ml,加入氯化钠-明胶 2～3 滴,如有沉淀产生,即表示可能有鞣质。

（3）溴试验：取检品的水溶液 1 ml,加溴试液 1～2 滴,生成白色沉淀物,表示可能含有酚或儿茶酚鞣质。

（4）香草醛－盐酸试验：取检品的水溶液点于滤纸片上，干后，喷雾或滴加香草醛－盐酸试液，呈现红色斑点（多元酚类物质）。

三、注意事项

1. 根据各类成分不同性质，选用适宜的溶剂提取，以保证等成分能被提取出来。

2. 检品提取液的浓度应足以达到各反应的灵敏度。

3. 检品提取液的 pH 应不致影响鉴别反应中所需要的 pH，相差甚大时应事先调节。

4. 提取液较深时，常易影响观察鉴别反应的效果，此时可适当稀释，或进一步提纯。

5. 鉴别反应时应注意防止多类成分的相互干扰，以免出现假阳性，或颜色不正等情况。最好在化学鉴别的同时，做空白试验和对照试验（用已知含某类成分的中草药或纯品做阳性对照）。

6. 在鉴别试验中，如果某一类成分的几个鉴别反应结果不一致时（即有的呈阳性反应，有的呈阴性）则应进行全面分析。首先应注意呈阳性反应的试验是否属于该类成分的专一反应，否则应检查其他类成分能否产生该反应，从多方面加以判断。

思考题

1. 天然药物化学预实验有何意义？在判断预实验结果时应注意哪些问题？

2. 怎样才能提高预实验的准确度和精密度？在具体实验过程中应注意哪些问题？

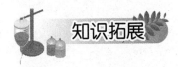

知识拓展

酶法辅助提取技术

酶法辅助提取是指利用酶的生物催化活性、专一性等特点，选用适当的纤维素酶、果胶酶等，可以使细胞壁及细胞间质中的纤维素、半纤维素、果胶质等物质降解，破坏细胞壁的致密构造，减小细胞壁、细胞间质等屏障对有效成分从胞内向提取介质扩散的传质阻力，从而有利于有效成分的溶出。

酶法已经广泛应用于中药花粉多糖、药用菌胞内多糖及动物药多糖等其他成分的提取，而且具有反应条件温和、操作简便、成本低廉，并且能较大幅度提高药物有效成分的提取率等特点。此外，酶法还能够有选择地改变提取目标成分的性质，加强药物的生理活性；能够去除体系内杂质，提高提取液的澄清度，改善质量；几种酶联用能够从不同方面提高提取效率等，因此，为许多重要的提取所采用。

参考文献

［1］吴剑峰.天然药物化学.北京：高等教育出版社，2006

［2］杨红，冯维希.中药化学实用技术.北京：人民卫生出版社，2009

［3］郭素华，唐荣耀.天然药物化学实用技术.北京：人民卫生出版社，2012

［4］宋小妹，唐志书.中药化学成分提取分离与制备.2版.北京：人民卫生出版社，2009

［5］国家药典委员会.中华人民共和国药典（第一部）.北京：中国医药科技出版社，2010

［6］郭立玮.中药分离原理与技术.北京：人民卫生出版社，2010